30킬로 감량의
실전 다이어트

다이어트,
상식을 깨다

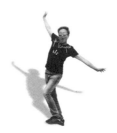

다이어트, 상식을 깨다

초판인쇄	2018년 02월 26일
초판발행	2018년 03월 05일
지은이	이호재
발행인	조현수
펴낸곳	도서출판 프로방스
마케팅	최관호 최문섭
IT 마케팅	신성웅
편집교열	맹인남
디자인 디렉터	오종국 Design CREO
ADD	경기도 고양시 일산동구 백석2동 1301-2
	넥스빌오피스텔 704호
전화	031-925-5366~7
팩스	031-925-5368
이메일	provence70@naver.com
등록번호	제2016-000126호
등록	2016년 06월 23일
ISBN	979-11-88204-28-1-03501

정가 15,000원

파본은 구입처나 본사에서 교환해드립니다.

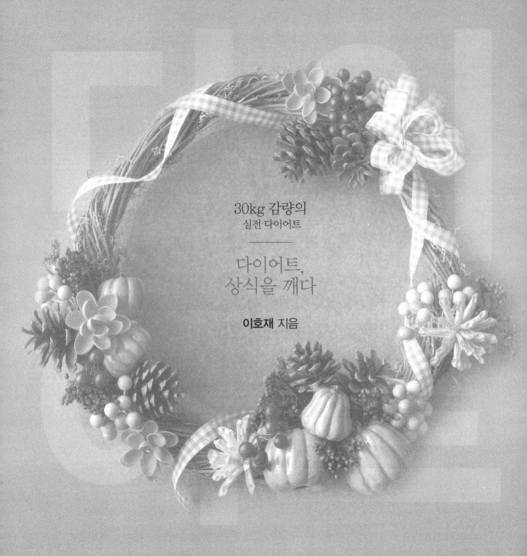

30kg 감량의
실전 다이어트

———

다이어트,
상식을 깨다

이호재 지음

프로방스

"다이어트가 제일 쉬웠다"

다이어트를 통해 행복해질 수 있고, 행복하기 때문에 사는 게 즐거워진다.
배고프지 않은 다이어트가 있다면
오랜 기간 할 수 있고, 즐겁게 원하는 체중까지 만들 수 있다.

다이어트에 관한 글을 쓰자니 가슴이 두근거린다.

사실 처음에는 단순한 생각으로 글을 써보고자 마음먹었다. 단지 나의 경험을 있는 그대로 공유하면서 사람들에게 쉬운 다이어트 비법을 전하고 싶었다.

사실 나는 다이어트 전문가도 아니고, 관련 분야의 의사도 아니다. 그런 내가 너무 쉽게 다이어트에 성공을 했고, 그로 인해 내 삶이 행복에 버거울 정도로 바뀌었다. 계단 몇 개만 올라도 숨이 차서 중간 중간에 쉬어야 했던 뚱보인생이, 한참을 뛰어도 숨이 안 찰 정도로 날렵하게 변했다. 이렇듯 건강한 내 몸에게 나는 그동안 잘못된 습관으로 말못할 학대를 해왔던 것이다.

네이버 블로그에 '다이어트'를 검색하면 수많은 각종 광고가 난무하고, 관련된 책들도 즐비하게 소개된다. 단체로 모여서 만든 카페의 수도 어마어마하다. 관련된 블로그도 엄청나게 많다.

이처럼 돈벌이에 눈이 먼 잘못된 정보와 그릇된 다이어트 방식을 조금이나마 바로잡고자 하는 것이 내가 이 글을 쓰는 이유이다.

우선은 내 개인적인 이야기를 좀 해야겠다.

우리 부부는 아주 어린 나이에 만나 살림을 시작했다. 내가 스물한 살, 아내가 열다섯 살 때였으니까 어려도 너무 어린 나이였다. 그러니 세상이 만만치 않다는 걸 알게 되는 건 시간문제였다. 열여섯 살에 엄마가 된 아내와 스물두 살에 아빠가 된 우리 부부가 올바른 육아를 했을 리 만무했고, 가난한 두 집안 형편에 우리 집에서도 처가에서도 별다른 도움을 받지 못했다.

지금에 와서 생각하면 그동안 잘 버텨준 아내가 고맙기만 하다. 고생문이 활짝 열려있는 인생살이에 맞서 싸우기로 결심을 하고, 뒤도 안 돌아보고 무조건 앞만 보면서 살아왔다. 힘들다고 느끼지도 못할 만큼 힘들게 살았다. 신문 500부를 배달하면서 지게차 운전을 했고,

안정된 한곳의 직장을 다닌다는 건 상상도 하지 못했다.

그렇게 21년을 살아가던 2016년 10월 8일, 내 몸무게는 101킬로그램까지 올라가 있었다.

아내를 처음 만났을 때 체중이 60킬로 전후였으니, 약 40킬로의 체중을 삶의 무게 대신 선물로 받은 셈이다. 키가 180센티미터인 점을 감안하면 저체중으로 고생할 때가 전설로 남아 버렸다.

항상 뚱뚱했던 아내는 평생을 다이어트로 고생했다. 그걸 옆에서 지켜본 나는 다이어트가 결코 쉽지는 않겠다고 생각했었다. 하지만 나는 다이어트를 시작했다. 처음에는 다이어트 하는 방법을 몰라서 어려웠지만, 방법을 터득한 후에는 너무나 쉽게 엄청나게 많은 감량을 하게 되었다.

아내 또한 설득해서 내가 직접 다이어트를 시키면서 단 110일 만에 16킬로그램을 감량했다. 아내는 지금도 인생 최저체중이라며 즐거워하지만, 앞으로 정상체중인 미용체중까지 13킬로를 더 감량하려고 한다. 한때 90킬로이던 아내가 54킬로까지 감량을 한다면 '90킬로 인생'보다 '54킬로 인생'이 훨씬 아름다울 거라고 확신한다.

내가 대단해서, 내 아내가 대단해서 다이어트를 쉽게 성공한 것은 아니다. 마음만 먹으면 누구나 쉽게 돈 안 들이고 다이어트를 할 수 있다고 생각한다. 단, 올바른 방법으로 다이어트를 할 때만 그렇다.

소중한 사람의 몸을 대상으로 돈벌이를 해서는 안 된다. 돈벌이를 목적으로 잘못된 다이어트 방법을 제시하고, 그로 인해 돈과 시간 그리고 좌절감과 상실감 등으로 더 이상 상처받게 해서는 안 된다.

내가 이 책을 쓰는 이유는 단지 그것뿐이다. 이 책을 통해서 세상에 힘을 더해주고 싶을 뿐이다. 이 한 권의 책을 통해 단 한 명의 인생이라도 달라질 수 있다면 나는 기쁜 마음으로 책을 쓸 것이다. 올바른 다이어트 방법을 알리는 일은 나의 소명이라고 생각한다.

다이어트는 평생 하는 것이 아니라 단 한번으로 끝내는 것이다.

다이어트는 결코 고통스러운 과정이 아니다.

다이어트는 비싼 비용을 투자할 필요도 없다.

다이어트를 통해 행복해질 수 있고, 행복하기 때문에 사는 게 즐거워진다.

배고프지 않은 다이어트가 있다면 오랜 기간 할 수 있고, 즐겁게 원하는 체중까지 만들 수 있다.

2018년 1월 새아침에...

저자 **이호재**

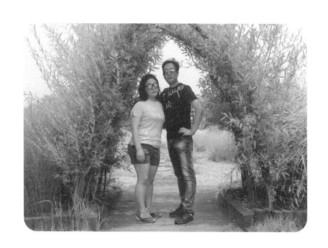

삶의 무게 대신 선물을 받았습니다.

항상 뚱뚱했던 아내가 평생다이어트로 고생을 했다.
그걸 옆에서 지켜본 사람 으로써 다이어트가 쉽지 않다고 생각은 했다.
하지만 내가 막상 다이어트를 시작했고 다이어트가 방법을 몰라서 어려웠지
방법을 터득한 후 에는 너무나 쉽게 엄청나게 많은 감량이 되었다.
내가 대단해서 아내가 대단해서 다이어트를 쉽게 성공한 것이
아니고 누구나 쉽게 돈 안들이고 다이어트를 할 수 있다고 생각한다.

Contents | **차 례**

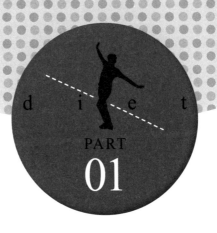

PART

01

내 인생에서
다이어트가 제일 쉬웠다

● ● ●

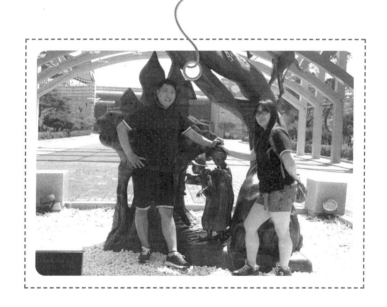

"궁핍한 가정에서 태어나 21세, 15세의 어린 나이에
살림을 차린 우리 부부는 앞만 내다보며 죽기 살기로 열심히 살았다.
그렇게 모은 많지 않은 종잣돈으로 식당을 오픈했지만,
삶의 무게만큼 체중도 많이 불어나기시작하며 105킬로그램의
무거운 인생이 시작되었다."

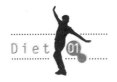

105킬로, 무거운 인생

사실 나는 젊은 시절에는 다이어트에 일말의 관심도 없었고, 다이어트 할 생각조차 없었으며, 심지어 내가 뚱뚱한지 어떤지도 몰랐었다.

우리 부부는 모두 궁핍한 집안에서 태어나 어린 시절부터 가난하게 자랐다. 그런 환경에서 성장해 내 나이 스물한 살, 아내 열다섯 살에 살림을 시작했다. 젊다기보다는 아직 어린 두 남자와 여자가 그 나이에 살림을 시작했으니 결혼생활이 만만치 않았다.

뒤를 돌아볼 여유와 시간도 없었고 나 자신을 위해 산다는 건 상상도 할 수 없었다. 오롯이 '가정'이라는 무게에 짓눌려, 하기 싫건 하기 좋건 그런 것은 따질 수 없을 만큼, 삶의 무게 앞에서 죽어라 일만 했으니 무슨 다이어트를 생각했겠으며 관심을 가졌겠는가?

그저 시간되면 일하고 시간되면 먹고 누가주면 먹고 안주면 안 먹고, 한마디로 그냥 되는대로 살았다. 그 당시 내 머릿속에는 온통 월세를 어떻게 내야하는가 하는 생각뿐이었고, 전기세는 얼마가 나오고 도시가스비는 얼마가 나오고 수도세는 얼마가 나올지, 거기에 두 아이 어린이집 비용과 식비 등등 오로지 돈 걱정으로만 가득 찼었다.

대학도 못 나오고 기술도 없는 나에게는 돈을 많이 벌 수 있는 방법이 없었다. 한 달에 얼마간을 벌면 아끼고 아껴야 겨우겨우 생활을 할 수 있었다. 그 흔하디흔한 자장면과 치킨조차도 큰맘을 먹어야 한 달에 한 번 정도 먹는 게 전부였으니 문화생활이란 건 당연히 접하지 못하면서 살았다.

친구가 놀자고 하면, 어린마음에 놀고는 싶은데 현실적으로는 놀 수가 없었다. 혼자서 아이 두 명을 돌봐야 하는 아내도 맘에 걸렸지만, 무엇보다 얻어먹는 것도 한두 번이지 나만 돈을 안 쓸 수가 없기에 결국 포기할 수밖에 없었다. 그 시절 친구도 문화생활도 나에게는 그저 사치에 불과했다. 오로지 우리 가족 먹고 사는 데만 신경을 써야 했으니까. 아이도 어렸지만 우선은 늘 돈이 부족했다. 첫아이를 출산한 후 그 아이가 열 살이 지나서야 극장을 갈 수 있었다. 그렇게 살아온 가족에게 늘 미안하다. 특히, 아직까지도 결혼식을 올리지 못하고 23년째 살아가고 있는 아내를 생각하면 가슴 한구석이 아려온다.

그럼에도 불구하고 만약에 누가 나에게 '다시 결혼한다면 몇 살 때 쯤 할 거냐'고 질문을 한다면 나는 '스물한 살 때' 할 거라고 당당하게 말할 것이다. 말로는 표현하기 힘들만큼 고통스러웠고 아무 생각 없이 앞만 보며 살았지만, 그래도 최선을 다해서 열심히 살았기에 스스럼없이 떳떳하게 말할 수 있다.

아이가 점점 더 성장할 무렵 돈을 더 벌어야 할 때에는 새벽 1시에 신문 500부를 배달하고 나서 일 마치면 그 오토바이를 그대로 타고 지게차 운전을 하러 갔다. 그렇게 해서 번 돈은 신문배달 100만 원, 지게차 운전으로 150만 원, 총 250만 원의 수입을 얻을 수 있었다.

하루 3시간씩만 자면서 주말에 아르바이트 일거리가 생기면 무조건 돈 벌러 나갔다. 아이와 놀아주거나 하는 건 사치라고 생각했다. 술을 먹을 시간도 없었기에 스물아홉 살이 되어서야 술을 배웠다. 물론 스무 살 때는 가끔 친구들을 만나 소주를 마시곤 했지만.

그렇게 열심히 살다보니 큰 금액은 아니지만 돈이 조금씩 모이기 시작했다. 그렇게 돈을 조금 모아서 내 나이 스물아홉 살 때 종잣돈 2천 800만 원으로 음식장사를 시작할 수 있었다. 돈이 부족하다보니 거창한 인테리어를 할 수도 없어서 홀 장사가 아닌 배달을 전문으로 하는 식당을 오픈했다.

처음 아내를 만나던 시절에는 체중이 60킬로그램 안팎에 머물렀었다. 내 키가 180센티인 걸 감안하면
저체중 중에서도 완전 저체중이었다. 그도 그럴 것이 어린 시절에는 한 반에 60명이 있다 치면 비만인 친구보다 저체중인 친구들이 더 많았다. 뚱뚱한 친구는 거의 1명이 있을까 말까 하던 시절이었다.

밥상 위엔 날마다 흰 쌀밥에 나물반찬 몇 가지가 다였고, 도시락은 흰밥에 김치가 전부였던 환경에 살이 찔 수가 없었다. 자장면은 아빠 월급날에나 먹을 수 있는 음식인줄 알았고 통닭은 아빠가 기분 좋게 취하셔서 들어오시는 날 자다 말고 일어나 먹는 음식인줄 알았다.

그렇게 유지되던 내 체중이 식당을 오픈하기 전에는 아마도 90킬로 정도 나갔던 듯하다. 지금 생각을 해도 사실 이해가 되질 않는다. 아니, 잠도 하루 3시간씩만 자면서 하루 종일 그렇게 많은 시간을 뛰어다니고, 먹는 것도 하루 세끼 외엔 잘 먹지도 않았는데, 모이라는 돈은 안 모이고 살만 잔뜩 저축을 했는지 아이러니하다.

회사생활만 하면 편안하기는 한데 그 돈으로 우리 다섯 식구가 먹고 살기에는 부족하고, 그렇다고 평생 신문배달을 병행하면서 살기는

더더욱 어렵고... 무엇보다 그 시절부터는 신문시장이 점점 줄어드는 시기이기도 했다. 그래서 생각한 것이 내 가게를 아내와 같이 하면 적어도 그 당시 수입만큼은 벌지 않을까? 하는 마음에 시작을 했는데, 막상 시작해보니 살이 찔 수밖에 없는 구조였다.

삼시세끼를 일정하게 먹으라고, 그게 건강에 좋다고 TV 방송 등에서도 구구절절 나오지만, 방송이 아니더라도 그건 이미 누구나 다 알고 있는 상식이기도 하다. 하지만 장사를 하면서 삼시세끼를 제때 챙겨 먹는 건 불가능에 가깝다. 밥을 먹고 있다가도 주문전화가 오면 바로 수저를 내려놓아야 한다. 그런데다가 술을 안 먹던 내가 음식장사를 하면서 반주로 먹기 시작했다. 피곤한 일상을 마치고 홀로 앉아 남은 재료를 안주삼아 먹는 그 분위기 또한 좋아졌다. 그렇게 만 8년 동안 장사를 하고 얻은 건 늘어난 체중과 나빠진 건강상태였다.

아이가 어느 정도 커가면서 나 자신이 나도 모르게 외모에 신경을 쓰고 있다는 걸 알게 된다. TV에 나오는 주인공의 외모를 보고 '나도 저런 옷을 입으면 멋질 텐데' 라는 생각도 해보고, 어쩌다 영화를 보려고 극장을 가게 되면 버스를 타야하니 옷도 신경 쓰였다.

하지만 그 생각도 그때뿐이었다. '나 정도면 뭐, 안 뚱뚱하지! 남자는 배가 좀 있어야 해.'

내가 정상인 거라 믿고 싶었는지 뚱뚱한 걸 인정하기 싫었는지 그렇게 자기 합리화를 하면서 다이어트는 남의 이야기인줄만 또는 아내 한테만 해당되는 얘기인줄만 알았다. 아내는 처음 만날 무렵에는 통통했는데 아이 셋을 낳고 키우다 보니 계속해서 체중이 늘었고, 장사를 같이 하면서 같이 먹고 그러다보니 나보다 더 심각해졌다. 아내 키는 165센티미터인데 그 당시 체중이 아마 90킬로그램이 넘었을 거다.

그 당시 내 체중은 98킬로그램을 한 몇 년 동안 유지하게 된다. 어린 나이에 리틀 부부로 살면서 삶의 무게만큼 체중도 많이 불어나 있었다. 그렇게 105킬로 무거운 인생을 향해 달려가고 있었다.

나를 돌아보지 못한 채 아무 생각 없이 앞만 보며 살아야만 했다는 핑계로, 그렇게 내 몸은 망가져 가고 있었던 것이다.

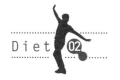

비만의 인식

사람은 어느 누구도 마찬가지겠지만 '자신이 타인에게 어떻게 비춰질까?'에 대해 몹시 궁금해 한다.

자신을 못나게 보이고 싶은 사람은 아마도 대한민국에 한 사람도 없을 것이며, 반대로 말하자면 예쁜 사람, 멋진 사람, 능력자, 성공한 사람, 훌륭한 사람 등등으로 타인에게 비쳐지고 싶을 것이다. 그래서 예쁜 옷을 입고 비싼 옷을 입고 화장을 하고, 멋진 고급차도 사고 명품도 사고 짧은치마 등을 입거나 사거나 한다.

그래서 요즘은 남자들도 몸매관리를 한다지만, 여자들은 특히나 '평생 다이어트'라는 말이 나올 만큼 몸매 가꾸기에 온 신경을 쓰며 살아간다. 건강도 건강이지만, 무엇보다도 다이어트의 가장 큰 목적은 외모가 날씬하다 못해 마른여자로 변하기를 원하는 것이다.

세상에는 수천 가지의 다이어트 방법이 존재한다고 한다. 자고 일어나면 생겨나는 다이어트 방법들은 여자의 입장에선 솔깃할 수밖에 없을 것이다. 요즘은 병원, 한의원 할 것 없이 저마다 다이어트 사업을 한다.

뚱뚱한 사람은 게으르다? 정말 뚱뚱한 사람이 게으를까? 게으른 게 아니고 동작이 조금 느린 것뿐이다.

몸이 비대해져서 움직임이 더딘 비만환자이다. 의사들은 이미 비만은 질병이라고 분류를 하고 있다. 또한 우리가 비만이 만병의 근원인 것도 잘 알고 있는 사실이다.

여자들은 길을 걸으면서 이상한 특징이 있다.

'저 여자는 다리가 굵네, 저 여자 뚱뚱하네, 화장을 떡칠을 했네.' 등등... 이렇게 타인의 몸매에 대해 지적질을 한다. 본인도 뚱뚱한 처지에 어디다대고 몸매 지적을 하는지 모르겠다.

세상 사람들 대부분이 자신의 몸매에 신경을 안 쓰고 살 수는 없을 것이다. 다이어트를 하는 이유가 어디 있겠는가. 날씬한 여자가 되고자 함에 그 첫 번째 목적이 있는 것 아닌가. 날씬해야 본인에게 오는 선입견도 없어질 테고, 뭘 입어도 옷 테가 날 것이다. 짧은치마를 입어서 관심도 받고 싶고, 그럼으로써 자신감도 상승할 것이다. 거기에다가 건강도 지킬 수 있으니 비만인 분들은 당연히 다이어트를 해야 한다.

"나이가 몇 살인데 여직 시집도 못가냐?" "네가 뚱뚱해서 그런 거다."

엄마의 잔소리 말끝마다 뚱뚱해서 그런 거라고... 배 아파도 뚱뚱해서, 다리 아파도 뚱뚱해서, 심지어 머리가 아파도 뚱뚱해서, 뭐 모든게 다 뚱뚱해서란다! 나만 이렇게 느낀 것일까? 물론 뚱뚱하기 때문일 수도 있다. 하지만 뚱뚱하다고 전부 그런 건 아니지 않은가.

나도 2016년 10월까지는 체중이 세 자리였다. 다이어트 전 최고 정점을 찍었던 체중이 105킬로그램이었으니까. '언제 출산하느냐?' '살 좀 빼라' '빨리 좀 걸어라' '코를 어쩜 그렇게 고냐?' '옷 터지겠다' 등등... 보는 사람마다 잔소리에 우스갯소리를 했다.

물론 모두가 다 나를 위해서 하는 말이란 건 잘 안다. 그러나 싫은 소리를 듣는 것도 한두 번이지, 매일 그 소리를 들으니 듣기가 싫어졌다. 도움이 되기는커녕 스트레스를 받아서 오히려 더 먹게 되고 더 살이 쪘다. 그러니 많이 먹으면 많이 먹는다고 할까봐 남들이 보는 앞에서는 조금만 먹고 밖으로 나와서 사먹었다. 아니면 아예 편의점 들러

요기를 좀 하고 들어가서 적게 먹기도 했다.

가장 큰 스트레스를 받는 것은 몸이 불편해서가 아니고, 몸이 점점 더 나빠져서도 아니었다. 남들의 시선과 잔소리가 제일 큰 스트레스였다.

결혼 전에는 나도 뚱뚱하지 않았다. 주어진 환경 때문에 앞만 내다보며 조금의 여유도 없이 일에만 쫓기다보니 어느 날부터 뚱뚱한 사람이 되었던 것이다.

하긴, 지금에 와서 생각해보니 그때 그런 환경에서 내가 안 뚱뚱했으면 그게 오히려 이상했을 법도 하다. 지금은 먹고 싶은 게 있을 때만 먹지만, 다이어트 전에는 눈에 보이면 무조건 먹었고, 안 보이면 찾아다니며 먹었다. 누가 커피 주면 먹고, 빵 주면 먹고, 간식 사오면 먹고, 그리고는 저녁이면 술 먹고... 그러니 105킬로 체중을 유지한 건 당연한 결과였을 터이다.

아침은 무조건 라면! 아침에는 밥보다 라면이 맛있고 좋았다. 그래서 항상 라면을 먹거나 시간이 없어서 못 먹게 되면 편의점에 가서 삼각김밥이랑 컵라면을 챙겨 먹었다.

아침식사를 라면으로 하고 출근하려고 옷 입고 커피 한잔 하면서 식탁에 있는 빵을 또 먹었다. 생각해보니 다이어트 전에는 빵이 안 떨어졌었다. 정기적으로 제과점을 방문했던 기억이 새롭다. 지금 생각해

보니 웃음이 난다.

아침을 이렇게 과하게 먹었는데도 신기하게 점심시간이 되기 전에 배가 고팠다. 아~ 사람 몸이 이렇게 무섭게 느껴지다니.

배고플 때 먹으면 폭식해서 살찌니까 10시 30분쯤 되면 간식을 또 먹는다. 그리고 점심시간에 밥을 먹고 4시쯤 되면 또 간식을 먹고 술 상대를 찾았다. 5시쯤 되면 안주를 뭐로 할지 고민하기 시작. 치킨? 족발? 뭐 둘 다 먹으면 된다고 하고, 족발 집에서 1차를 하고 2차는 치킨 집에서 간단히 맥주 한잔 하고 집으로 갔다.

이걸로 끝이 아니다. 집에 들어가서 씻고 TV를 좀 보다보면 그렇게 먹었는데도 속이 허해진다. 그러면 라면을 먹거나 과일을 먹거나 했다. 명품체중 105킬로그램은 그렇게 만들어졌다.

생일날 옷이나 한 벌 사준다고 모친이 제안을 하면 죽을 맛이었다. 옷 사는 게 정말 싫었다. 옷은 분명히 예쁜 옷이긴 한데 그 옷이 내 몸에 걸쳐지는 순간 엉망이 됐다. 배는 불룩 튀어나오고 가슴이 툭 삐져나오고 거울에 비친 내 모습에 토가 나올 것 같았다.

어디 옷만 그랬겠는가. 벨트는 디자인을 볼 것도 없었다. 그저 쭉쭉 늘어나는 벨트를 사든지, 아니면 제일 긴 걸로 사면 그만이었다. 그 때마다 내 입에서 나온 말은

"다이어트 해야지?"

"내가 언젠간 마네킹 옷 벗겨서 입는다."

이렇게 다짐만 할뿐이었다.

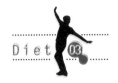

살을 빼기로 결심하다

'인정을 한다'는 건 '새로운 시작을 할 수 있다'는 말과도 일맥상통한다.

과거 뚱뚱하던 시절에는 먹고 살기에 바빠서 그랬다 치고, 장사하던 시절에는 먹는 게 불규칙해서 그랬다 치고, 그럼 지금은? 주 5일 근무하는 회사에 다니면서 정시에 출근하고 퇴근을 하니 달리 이유를 댈 것이 없어졌다.

"마네킹 옷 벗기자!"고 다짐했으니 그러려면 실천을 해야 한다. 다이어트에 이유와 변명 그런 걸 갖다 대면 안 되는 거다. 의사로부터 건강이 나빠졌으니 살 빼라고 하는 소릴 들었으면 무조건 빼야 하는 것 아닌가?

평생 다이어트에 도전만 하는 아내를 곁에서 지켜보고 있자면 이런 생각이 들곤 했다.

'과연 내가 남들이 그렇게 어렵다는 다이어트를 성공할 수 있을까?'

성공을 하건 실패를 하건 그건 나중 문제다. 일단 굳은 결심을 하고 그에 따른 행동을 해야 어떤 결과물이 나오든지 하지, 아무것도 안 하는데 무슨 변화를 기대할 수 있겠는가.

나는 평생을 계속해서 뚱뚱한 사람으로 살다가 죽는 그날까지 골골대며 아파하면서 죽겠다는 생각도 했다. 그러나 그럴 수는 없었다. 정상적인 삶을 살기 위해서는 어떻게든 살을 빼야만 했다.

"그래, 일단 내가 뚱뚱한 걸 이제라도 알았으니 정상적인 몸을 만들어 보자!"

이렇게 다짐하면서 나도 모르는 사이에 나 스스로를 계속해서 몰아붙이고 있었다. 그러나 일평생을 다이어트라고는 한 번도 안 해본 내가 다이어트를 어느 정도로 인식했을지는 뻔한 일이었다.

'그냥 안 먹으면 되겠지' '덜 먹으면 안 빠지겠나?' 그냥 이 정도로 쉽게 생각했다. 그런데, '안 먹고 덜먹고'가 말은 쉽지만 행동도 말처럼 그렇게 쉽사리 따라줄 리 없잖은가.

'다이어트를 하면 금방 살을 뺄 수 있을까?' '난 술도 매일 먹고 담배도 많이 피우는데... 금주도 금연도 해봤지만 모조리 실패했잖아?'

'다이어트가 정말 어렵다고 하는데 과연 내가 해낼 수 있을까?'

이렇게 날마다 숱한 생각들만 했었다. 이런 생각, 저런 걱정에 시간만 허비한 셈이다.

그러던 어느 날 체중을 재보니 체중계 숫자가 101킬로그램을 가리키고 있었다. 그걸 보고도 못 믿을 만큼 경악했다. 아니, 여태 살면서 체중이 세 자리까지 도달해본 적이 없었다. 99킬로면 정상이고 101킬로면 뚱뚱한 거라고 생각했다. 마지노선을 세 자리 100이라고 생각했다. 그런데 마지노선을 넘었으니 경악할 만했다.

99킬로일 땐 몰랐던 뱃살이 101킬로가 되니 왠지 엄청나게 더 나온 것 같고, 얼굴도 엄청 커진 것 같고, 내 모습 자체가 이상해 보였다. 음식을 먹어도 맛이 없는 것 같고, 내가 뚱뚱하다고 생각을 하니 한없이 초라해 보이다 못해 자존감이 내려갔다.

한때 자존감 하나는 세상 그 누구에게도 뒤지지 않을 만큼 어마어마했던 나였다. 스물한 살 때 열다섯 살 아내를 만나서 세 아이 부끄럽지 않게 키우면서 그 가정을 원만하게 이끌어왔던 나였는데, 고작 뚱뚱하다는 사실 하나가 내 자존감을 깎아먹고 있었다.

다이어트를 해야 한다고 생각하니 자연스럽게 방송이나 인터넷에 주목을 하게 되었다.

1일 1식 간헐적 다이어트가 유행한 적이 있었다. 특히 간헐적 다이어트가 그렇게 좋다고 소문이 난 것 같았다. 인터넷 검색을 하니 무수히 많은 블로그가 있었다. 그런 걸 뒤져가면서 '나도 한번 해볼까?' 하고 아무에게도 알리지 않은 채 혼자서 다이어트를 시작했다.

101킬로그램으로 시작한 간헐적 다이어트는 선택부터가 난관이었다. 1일 1식을 하든지 공복시간을 16시간을 갖든지 둘 중 하나를 고르는 것부터 시작이었다. 그래서 고심을 했다. 1일 1식은 도저히 못할 것 같았다. 그리고 저녁은 절대 굶을 수 없다는 생각으로 결국 아침을 굶는 게 제일 좋겠다는 생각을 했다. 점심을 12시에 먹고 저녁을 7시에 먹으면 다음날 아침 한 끼 굶고 점심 전까지 17시간의 공복상태니 해볼 만했다. 뭐, 보통 직장인들 아침식사는 많이 거르지 않던가. 아침 한 끼 안 먹는다고 큰일이 나는 것도 아니니 말이다.

처음엔 해볼 만했다. 아침에 라면 먹고 삼각김밥까지 해치우던 시절에 비하면 못 견딜 정도로 배고프지도 않고 점심시간까지 버틸 만했다. 그렇게 한 달이 지났고 101킬로였던 내 체중은 100킬로가 되었다.

한 달에 1킬로씩 감량?

처음엔 좋게 생각하려고 했다. 한 달에 1킬로씩만 감량하면 1년이면 12킬로 감량하는 거니까, 이 정도면 괜찮지 않나 싶었다. 하지만 아무리 곰곰이 생각해봐도 이건 다이어트가 아닌 것 같았다. 1킬로그램 감량하기 위해 간헐적 다이어트를 했던 지난 한 달을 뒤돌아봤다. 그 랬더니, 처음 시작했을 때 점심과 저녁의 총량이 10이었다고 치면 시간이 지나갈수록 먹는 양이 11, 12만큼 늘어나고 있었던 거였다. 아침을 굶으면 나도 모르게 오히려 아침에 먹었을 양보다도 더 많이 먹는다는 걸 알게 되었다.

결국 간헐적 다이어트는 나하고 안 맞는 다이어트이니 곧바로 포기하고 다시 다른 걸 알아봤다. 그러던 와중에 '핑거루트와 깔라만시'라는 걸 알게 되어 먹기 시작했다. 물에 핑거루트를 넣어서 끓이고 그 끓인 물에 깔라만시를 타서 먹었다.

그렇게 별의별 방법을 동원하며 애를 썼지만, 101킬로에서 시작한 체중은 시간이 흘러 어느새 105킬로까지 도달했다. 다이어트를 하는데도 살이 찌는 거였다.

그래서 이번엔 본격적으로 다이어트 공부를 한번 해보자고 생각하게 되었다. 그러나 이것 역시 괜한 짓을 한 거였다. 지금 생각하면 다이어트에 공부가 무슨 필요가 있겠는가 싶다. '내가 왜 이렇게 살이 쪘나'를 곰곰 생각하고 그 반대로만 행동하면 될 걸, 머리를 싸매고 공부한 걸 생각하니 우습기만 하다.

다이어트 결심을 하고 공부를 하면서 스스로에게 다짐을 했다. 다이어트, 그거 별거 아니다! 가공식품 줄이고, 가급적 자연식품 위주로 먹고, 그동안 잘 안 먹던 물이나 많이 먹자는 생각이었다. 쓸 데 없는 짓이었지만 어쨌건 다이어트 공부하는 기간 내내 아무렇게나 먹고 살았음에도 불구하고 오히려 체중이 101킬로그램으로 내려와 있었다. 다이어트를 할 땐 살이 찌더니 다이어트를 안 하니까 본래의 내 체중으로 돌아온 것이었다.

다이어트에 별다른 정답이 있을 리 없다. 흐트러진 생활습관이 거대한 몸을 만드는 것일 뿐이다. 그러니 그 흐트러진 생활습관을 바로잡는 게 정답일 것이다. 거대한 몸을 만드는 데 20년이라는 많은 시간이 들었다. 그 말은 20년 동안 내가 내 몸에게 학대를 한 거나 다름없다는 뜻이다.

다이어트 공부를 하면서 얻은 가장 큰 교훈은, 혼자서 몰래하는 다이어트는 하지 말고 공개적인 다이어트를 하자는 것이다. 아무래도 혼자만 알고 다이어트를 하다보면 주위에서 식사를 대접할 수도 있고 없던 약속이 생길 수도 있으니 아무리 생각을 해도 혼자 하는 다이어트는 아닌 것 같다는 생각이 들었다. 공개를 하고 다이어트를 하게 되면 남의 시선 때문에라도 쉽게 포기하기는 어려울 듯하다. "네가 그럼 그렇지!" 이런 소리 듣는 게 창피하기도 하고, 자존심도 상할 것 아니겠는가.

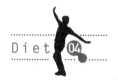

저절로 빠지는 살

가늘고 길게, 오래 하자. 그러면 원하는 정 상체중을 만들 수 있을 것이라고 생각했다.

2016년 10월 9일, 다이어트를 시작하면서 나를 아는 사람들 모두에게 다이어트를 한다고 이야기했고 블로그도 쓰기 시작했다.

15개월에 26킬로그램을 감량하기로 목표를 잡았다. 한 달에 1730 그램만 감량하자는 야무진 계획이었다. 그렇게 시작한 다이어트는 8개월을 조금 넘긴 244일 만에 77킬로그램에서 종료를 하게 되었다.

다이어트 종료란?

이 말은 곧, 먹어도 살이 안찌는 몸을 이야기하는 것이다. 만일 다시 요요가 올 것 같으면 시작도 하지 않았을 것이다.

다이어트를 하는 과정과 다이어트 후에 가장 많이 들었던 질문은 "어떻게 살을 그렇게나 많이 뺐어? 나도 좀 알려줘."라는 말이었다. 더불어 오는 말은 "엄청 잘 생겨졌다."는 말이었다.

관심을 집중적으로 받으니 세상사는 게 너무나 즐거워졌다. 그러면서 한편으로는 '왜 남들은 다이어트를 그토록 힘들게 할까?' 하는 생각을 하게 되었다.

의지가 없어서 담배도 술도 못 끊던 내가 이렇게나 쉽게 성공했는데, 왜 남들은 '다이어트를 이상하게 할까?' 하는 생각을 쉽게 떨칠 수가 없었다. 정답을 바로 옆에다 놔두고 다이어트에 하나도 도움이 안 되는 다이어트를 하고 있는 분들이 너무나 많았다.

나는 이렇게 생각한다. 잘못된 식습관으로 인해 망가진 몸은 올바른 식습관으로 얼마든지 다시 건강해질 수 있다. 다이어트가 정말 어려웠다면 나 역시 실패해서 평생을 100킬로, 아니 그 이상을 넘칠 체중으로 살다가 이 아름다운 세상을 오래 못 보았을지도 모른다.

몇날 며칠을 고민한 끝에 생각이 바뀌었다.

무얼 어떻게 해서 다이어트를 하겠다, 그렇게 깊이 생각하지 말고, '내가 왜 살이 쪘을까?' 여기에 대해서 고민을 해보자는 생각이 들었다.

노트를 펼치고 내가 왜 살이 쪘는지를 조목조목 써내려갔다.

1. 눈에 보이는 대로 먹는다.

2. 물을 많이 안 먹는다.

3. 면을 매일 먹는다.

4. 편의점을 너무 자주 다닌다.

5. 편식을 한다.

6. 움직이지 않는다.

7. 밀크커피를 5잔씩 마신다.

8. 식탐이 강하다.

9 .음식을 빨리 먹는다.

10. 항상 누워 있다.

이렇게 한 줄 한 줄 써내려가면서 '내가 몸에게 몹쓸 짓을 너무 많이 했구나' 하는 반성을 하게 되었다. 말로는 항상 내가 나를 아껴주고 스스로 행복한 사람이 되겠노라고 했던 내가, 실제로는 나를 혹사시켰던 거였다.

그제서야 어떤 다이어트를 해야 하는지 생각이 들었습니다.

다이어트를 하든지 안 하든지 그건 나중 문제다. 그래, [습관을 먼저 고치자] 고치다 보면 체중도 빠질 거야. 확신이 가득 찼다. 그리고 가슴이 설레기 시작했다. 시작도 안 했는데 벌써 79킬로가 된 것처럼 심장이 터질 것 같이 흥분이 되었다.

흥분을 가라앉히고 다시 노트에다 적기 시작했다.

1. 눈에 보이는 대로 먹는다. → 먹고 싶으면 먹되 그냥은 먹지 말자.

2. 물을 많이 안 먹는다. → 2시간에 500밀리리터만 먹자.

3. 면을 매일 먹는다. → 면은 먹고 싶을 때만 먹자.

4. 편의점을 너무 자주 다닌다. → 편의점을 가지 않는다.

5. 편식을 한다. → 맛없는 것만 골라서 먹자.

6. 움직이지 않는다. → 가급적이면 많이 움직이자.

7. 밀크커피를 5잔씩 먹는다. → 커피가 먹고 싶으면 블랙으로 먹는다.

8. 식탐이 강하다. → 다 먹고 10분 후 배가 고프면 더 먹자.

9. 음식을 빨리 먹는다. → 한 입 먹고 수저를 내려놓자.

10. 항상 누워 있다. → 잘 때 빼고 절대로 눕지 않는다.

일단 이 정도로 생각을 마무리하니 벌써부터 건강해지는 느낌적인 느낌이 들었다.

여기에 '공개적'이라는 조항을 하나 더 보탰다. 나는 나를 못 믿으니까 공개 다이어트를 하자!

나를 아는 모든 사람들이 습관적으로 했던 "야, 살 좀 빼라." 이런 분들을 포함해서 나와 눈이 마주치는 모든 사람들에게 "저 다이어트 해요!" 그러면 "그래, 잘 생각했다." 하면서 응원을 해주었다. 그러면서 어떤 분은 열심히 다이어트해서 10킬로만이라도 빼보라고 했다. 그럴 때면 "10킬로가 뭐에요? 저 오늘 아침 체중이 101킬로였는데 79킬로까지 뺄 겁니다."라고 응수했다. 이 말을 내뱉어야 내가 더 잘 할 수 있을 것 같았다.

비만은 병이다. 잘못된 식습관으로 인해 망가진 몸은 반드시 본인 스스로 되돌려야 한다. 누가 시켜서가 아니라 본인의 건강을 위해 스스로가 생각해서 고쳐야 하는 것이다. 물론 식습관을 고치기가 정말 어렵다는 걸 누구보다 잘 안다. 그리고 식습관을 개선하는 방법에 모범답안이 없다는 것도 안다.

대부분의 의사는 환자의 감정상태를 충분히 고려하지 않는다. 예를 들어 폐암 환자에게는 무조건적으로 담배를 끊으라고 하지 줄이라고 하는 의사는 아마도 없을 것이다. 이처럼 비만환자도 한 번에 잘못된 습관을 고치려고 하면 힘들어진다. 자기 자신에게 맞는 계획표를 자고 그 스케줄에 따라서 할 수 있을 만큼만 실행하는 것이 무엇보다 중요하다.

다이어트 기간은 보통 6개월이면 된다. 20년 동안에 걸쳐 망가진 몸인데도 6개월이면 정상체중까지 갈 수 있다. 그러자면 우선 많이 먹는 습관에서 적당히 먹는 습관을 만드는 게 필요하다. 많이 먹어야 기분이 좋은 건 아니다. 적당히 먹어야 건강에 좋다는 사실은 누구나 알고 있지 않은가.

아침에 라면을 먹는 것보다 사과를 먹는 건 어떨까? 자연식품을 먹으면 건강해지고 가공식품을 먹으면 몸에 해가 될 수 있다는 것 또한 다 알고 있는 사실이다.

내가 왜 살이 쪘을까?

이 문제를 곰곰이 생각해 보면 살은 저절로 빠진다.

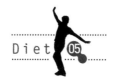

습관을 고치다

다이어트를 어떤 식으로 해야 하는지 전혀 몰랐다. 모르기 때문에 TV나 인터넷의 성공 사례자를 무조건 따라만 하려고 하니 체중이 빠지기 전에 지쳐서 그만 두게 되었다. 그만 두니까 또 먹게 되고 그러다보니 오히려 다이어트 전보다도 체중이 늘어났다.

다이어트 성공 사례자들의 방법은 너무나 어려웠다. 어렵기 때문에 오랫동안 꾸준히 해야만 하는 다이어트가 안 되고, 그러면서 자연스럽게 실패를 하는 거였다.

그렇다면 배고프지 않고 오랫동안 할 수 있는 다이어트의 방법으로는 뭐가 있는지를 생각해 봤다. 그런데 아무리 생각을 하고 고민을 하고 인터넷을 찾아봐도 알 수가 없었다. 그래서 오랫동안 지속적으로 다이어트를 하기 위한 나름의 원칙을 정해 보기로 했다.

1. 오랫동안 할 다이어트 방법 찾기
2. 건강을 해치지 않아야 할 것
3. 사회생활에 지장을 주지 않는 것
4. 요요가 없는 다이어트를 할 것

이렇게 네 가지를 정하고 좀 더 완벽하게 연구하기 시작했다. 노트에 하나하나 다이어트 방법을 써나갔다.

다이어트 방법 중 가장 많이 하는 것은 운동하면서 식단조절을 하는 것이다. 그 중에서도 소금을 먹지 않는 것, 그리고 닭 가슴살과 같이 저탄수화물이면서 저지방 고단백 음식만을 섭취하는 것이 있다.

그런데 이런 다이어트 방법을 노트에 쓰기도 전에 이런 생각이 먼저 들었다.

가만 있어보자, 내가 운동을 오랜 기간 할 수 있을까?

오랜 기간 한다고 치자. 다이어트의 기본은 의지니까 할 수 있다!

그러면 운동은 그렇다 치고 소금을 안 먹어? 덜먹어? 그럼 회식이나 식사약속이 생기면 뭘 먹지?

이것도 의지로 한다고 치자.

그럼 나중에 다이어트 감량 후 그땐 뭘 먹지? 운동을 평생 동안 해야 해?

내가 만약 목표를 정한 79킬로가 되었을 때 일반식을 먹고 운동을 안 하게 되면?

그러면 또 찔 텐데? 그럼 왜 이런 다이어트를 하지?

내가 운동을 진심으로 열심히 할 사람은 아닌 것 같고, 무염 다이어트 같은 건 더더욱 할 사람이 아닌데… 그렇다면 그 모든 걸 감수하고 이 악물고 열심히 참고 견디면서 한 결과가 요요에 모두 물거품이 되는 거잖아? 그러면 아예 시작을 안 하는 게 맞는 거지.

이런 끊임없는 갈등 끝에 결국 빨간펜으로 엑스 자를 쳤다. 그리고는 이내 다시 머리를 굴려 다른 쪽으로 고민을 시작했다.

병원에 가서 약을 먹으면 어떨까? 그 방법은 식욕이 많이 없어진다고 하던데? 비용은 얼마나 들까? 창피하진 않을까?

그러다가 무릎을 탁 치면서 '병원 약 다이어트'가 눈에 번쩍 크게 들어왔다. 다이어트 약? 세상에 그런 약은 없지 않을까? 그런 약이 있다면 그걸 만든 사람은 세상 사람들의 비만 퇴치를 한 공로로 노벨상을 받고 덤으로 큰 부자가 되었을 텐데?

그렇다면 그 약은 과연 뭘까? 아, 식욕억제제였구나? 이건 정신과 약 같은데 그 약이 건강을 해치지는 않을까? 그리고 또, 약을 먹다가 끊으면?

이렇게 해서 결국은 약으로 하는 다이어트도 안 되겠다 싶어 엑스!

쉐이크 다이어트는 어떨까?

하루 한 끼는 쉐이크로 먹고 나머지는 일반식으로 하거나, 하루 두 끼는 쉐이크로 먹고 나머지 한 끼는 일반식을 하거나. 그런데 문제는 쉐이크를 먹는 데 따른 비용도 만만치 않고, 더군다나 배가 고파서 오래 못할 것 같다는 생각에 엑스!

그러다가 이번에는 복부 비만 쪽으로 고민이 시작되었다. 그래도 남자니까 배가 나온 건 일단 그렇다 치고, 배보다 더 치욕스러운 게 가슴이었다. 나는 남잔데 어지간한 여자보다 가슴이 더 나왔다.

가슴만이라도 지방흡입을 해볼까?

지방흡입에 대해 조사를 하는 과정에서 알게 된 사실인데, 지방흡입 후 식단조절을 못하면 지방흡입한 게 다시 찬다고 했다.

그렇다면 지방흡입을 왜 해? 처음부터 식단 조절을 해서 다이어트하면 되지!

결국은 이런 다이어트, 저런 다이어트 모조리 엑스!! 그러다 보니 나중에는 노트에 적힌 내가 아는 모든 다이어트가 전부 엑스였다.

다시 고민에 빠졌다. 세상에 수천 가지가 있다는 다이어트 방법 중에 내가 만든 4가지 조건을 충족하는 게 하나도 없는 것일까? 그래서 사람들이 다이어트가 어렵다고 하는 건가?

내가 아는 지인이 그랬다. "야, 다이어트 해본 사람치고 왕년에 10킬로, 20킬로 못 빼본 사람이 없을 것 같냐? 전부 다이어트 도사야. 근데 지금은 다들 뚱뚱하잖아. 그게 요요가 와서 그런 거야."

가만히 생각을 해보니 아내도 예전에 병원에서 약 처방을 받아서 먹고, 카복시 시술도 받았고, 그렇게 해서 16킬로를 감량했었다. 그런데 몇 달 사이에 요요가 와서 나중에는 원래 체중보다도 더 찌게 되었다. 큰딸도 거의 굶다시피 하며 운동해서 30킬로 감량했지만 지금 1년도 안 되었는데 15킬로나 다시 찌고 있다.

그런 생각에 빠져 있던 중 지인이 또 한마디를 한다. "야, 근데 그 다이어트 도사들이 그렇게 뺐으면서 왜 또다시 못 빼는지 알아? 다이어트 할 때가 생각이 나는 거지! 또 지옥을 맛봐야 하는데 해봤기 때문에 겁이 나서 쉽사리 시작을 못 하는 거야. 그러면서 '보다 쉬운 다이어트가 있나?' 하고 기웃 거리는 거야! 어차피 요요 올 다이어트 시작도 하지 말고 그냥 생긴 대로 살아." 그러는 거였다.

그러나 생긴 대로 살 수는 없으니 다이어트는 해야 했다. 고민에 고민이 거듭되었고 마침내 하나의 결론을 얻었다. 오랫동안 고민한 게 민망할 만큼 내가 이미 알고 있었고 누구나 다 알고 있는 [습관을 고치자]였다.

'먹고 싶으면 먹자. 하지만 그냥은 먹지말자.'

'양을 따지지 말고 먹었다는 것에 만족하자.'

단순하게 몇 가지를 고치고 한 2주쯤 시간이 흘러보니 그렇게 많았던 식탐이 줄게 되었다. 안 먹던 물을 먹으니 피부도 좋아지고, 빠지는 체중에 아침이 즐겁고, 옷이 커지면 세상을 얻은 것만큼 하늘을 날아갈 만큼 행복했다.

그런데 알고 보면 내가 대단해서 30킬로그램을 감량한 것도 아니고, 내 아내가 특별해서 100일에 16킬로 감량한 것도 아니고, 다정다이어트 회원이 대단해서 정상체중을 되찾는 것도 아니다. 습관을 고치지 못하면 다이어트에 성공을 하게 되더라도 반드시 요요가 온다. 뚱뚱한 사람은 비만한 습관이 있고 마른사람은 마른사람만의 습관이 있기 때문이다.

언젠가 언론에서 비만 세균에 대한 이야기를 들었을 때는 황당하기 짝이 없었다. 비만인 사람은 비만 세균이 많을 뿐 감량을 하면 비만 세균도 없어지는 것인데...

이런 잘못된 다이어트 관련 글들을 볼 때마다 씁쓸하다 못해 맘이 짠해진다.

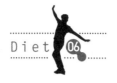

다이어트의 상식을 깨다

다이어트의 방법에 관해 나열하자면 그 종류만으로도 책 한 권 분량을 족히 만들 수 있을 만큼 어마 어마할 것이다. 대한민국 국민들 중에서도 비만 인구가 점차 늘어나고 있다. 이에 따른 건강 악화로 힘들어 하고 심지어 마음까지도 아파하는 사람들이 많이 있다.

이런 비만인 분들을 상대로 돈을 벌기 위한 목적으로 무수히 많은 다이어트 보조제가 판매되고 있다. 병원, 한의원에서도 대부분 다이어트 관련 약품과 보조제를 판매 중이다. 운동으로 다이어트를 지도하는 PT 트레이너들의 수도 증가하는 걸 볼 수 있다.

우리가 접하는 식재료 중 다이어트에 좋다고 나오는 재료들은 방송에도 잦은 소재로 등장한다. 비만 인구가 많다는 이야기는 그만큼 시장도 커지고 있다는 것이다. 이런 간절한 마음을 이용해서 돈 벌기 딱 좋은 먹잇감인 셈이다.

그런데 병원에서 다이어트 약이라고 하는 것을 판매하는 의사에게 묻고 싶다. 자기 가족에게 그 약을 먹으라고 권할 수 있는지? 세상에 다이어트 약이 어디 있는가? 그건 바로 정신과 약이 아닌가?

다이어트 약이라는 건 이 세상에 존재하지 않는다. 머리를 멍하게 만들어 식욕을 억제해 주는 식욕 억제제에 불과하다. 그러니 그 약이 건강에 좋을 리 없다는 걸 모르는 사람은 없을 것이다. 그걸 알면서도 살을 빼고 싶어서 복용하는 사람의 심정은 또 얼마나 간절할까? 심지어 약을 끊으면 입 터져서 요요가 온다는 걸 알면서도 말이다.

운동이 건강에 도움을 주는 건 사실이다. 운동을 하지 않으면 근육이 서서히 빠지게 된다. 하지만 단순히 다이어트가 목적이라면 운동은 오히려 안 하는 것이 좋다. 운동하면 힘들고 지루하고 고통스럽고 오래하지도 못한다.

운동을 좋아하지 않는 사람은 거의 대부분 헬스장 3개월 등록하고 10일도 가지 못하는 경우도 많다. 내가 다이어트를 종료하고 운동하려고 헬스장에 등록을 해서 보면 뚱뚱한 분들이 러닝머신에서 뛰는 걸 보면서 안타까웠다.

'저러다 관절이라도 나가면 어쩌나?' 하는 걱정이 들었고, 한 시간 운동해서 200칼로리 태우기 어려운데 '나라면 차라리 간식을 안 먹겠다' 이런 생각을 했다.

이런 다이어트 저런 다이어트 하나하나를 살펴보고 생각해 보면 '저건 아닌데...' 하는 생각이 들고 '그럼 내가 잘못된 생각을 하는 건가?' 하는 의구심을 떨쳐 버릴 수가 없었다.

저 약이 정말 살을 빼게 해주고 저 쉐이크가 살을 빼게 해주고 저 운동이 살을 빼게 해준다면, 그걸 만든 제약회사는 엄청난 부자가 되었을 것이다. 세계적인 비만문제를 해결했으니 노벨평화상 뭐 이런 거 받아야 하는 거 아니야? 이렇게 혼잣말로 되뇌었다.

나는 이런 잘못된 다이어트의 상식을 깨고 싶었다. 내 생각이 잘못된 것이 아니라는 걸 보여주고 싶었다.

그로부터 입에 들어가는 모든 음식의 사진을 찍고 블로그에 하나도 빠짐없이 올리기 시작했다. 이웃님들이 오셔서 격려도 해주고 응원도 해주고 감량하면 축하한다고 칭찬도 해주었다. 그렇게 많이 먹는데도 살이 빠지냐고 물어보시는 분도 있었다.

내가 생각할 때 이 음식은 자연식이다 싶으면 꿋꿋하게 먹고 올렸다. 이렇게 다이어트 하는 동안에 버터커피를 마신 적이 있었다. 지방의 역습을 보고 괜찮겠다 싶어서 마셨다. 이에 대한 이웃의 반응은 이랬다. 먹을 만하냐? 버터를 먹는데 살은 안 찌냐? 느끼할 것 같다... 등등 호의적인 반응보다는 부정적인 반응이 많았다.

정상적인 체중을 가진 사람이 그런 말을 하면 이해를 했다. 왜? 그분은 정상인 분이니 커피에 버터를 타서 먹을 이유가 없잖은가. 그냥 먹고 싶은 거 맘껏 먹으면 되니까. 하지만 다이어트 하는 분이 그런 말을 하면 혈압이 상승한다.

믹스커피는 되고, 버터커피는 안돼? 카라멜 마끼야또는 되고, 버터커피는 안돼? 커피는 가공식품이니 몸에 좋지는 않을 것이다. 하지만 설탕이 들어간 커피는 더더욱 안 좋다.

다이어트 한약은 먹을 만하고, 버터커피는 못 먹겠다고? 이런 어이없는 질문에 건강을 해칠 뻔했다.

또 한 번은 주로 저녁에 삼겹살을 소주와 함께 매일 먹을 때였다. 삼겹살에 소주를 먹는데 살이 빠져? 기겁을 하는 분들도 있었다. 술은 분명히 건강에 해롭다. 몸에 안 좋은 것도 안다. 알면서도 먹는 것이다. 다이어트를 하는 데 소주는 전혀 상관이 없다. 만일 소주가 살찌는 음식이라고 한다면 매일 소주를 먹었으니 당연히 나는 다이어트에 실패했어야 하고 체중도 증가했을 것이다. 그만큼 소주를 매일 많이 마셨다.

닭 가슴살은 되고, 삼겹살은 안돼? 삼겹살에는 지방이 있지만 단백질 또한 들어있다. 보디빌더 선수가 아니라면 굳이 닭 가슴살 안 먹고도 삼겹살에 소금 듬뿍 찍어먹어도 체중에 영향을 주지는 않는다.

단백질 쉐이크는 되고, 소금은 안돼? 무염 음식은 맛이 하나도 없다. 음식은 맛있게 먹어야 한다. 그래야 갈증이, 뭐가 먹고 싶다는 욕구가 자제가 된다. 먹고 싶은 걸 자주 안 먹다 보면 먹고 싶은 욕구만 키우게 돼서 결국은 입이 터지게 되는 것이다.

소금을 먹고 그만큼 물을 먹으면 된다. 잘못된 정보로 인해 소금이 오해를 받고 있는 것이다. 알고보면 소금보다는 오히려 설탕이 훨씬 문제이다. 그런데 우리는 무염, 저염이란 단어는 알아도 무당, 저당이라는 단어는 생소하다.

돈을 주고 그 대가로 물건이건 식품이건 제공을 받는 다이어트는 우리가 알고 있는 상식이다. 하지만 나에게는 상식 밖이었다. 하나같이 소용이 없는 제품들이고, 일시적으로 체중이 감량되더라도 곧 다시 요요가 올 텐데 왜 이상한 다이어트를 하는지 도무지 이해가 되지 않았다.

시작이라는 걸 하면 반드시 끝도 있어야 한다. 끝이 없는 시작은 무의미하다. 다이어트도 마찬가지다. 시작을 하면 원하는 체중까지 얼마의 시간이 걸리더라도 가야 하는 것이고, 원하는 정상 체중에 도달하면 먹어도 안 찌는 몸이 되어있어야 하는 것이다. 왜 먹어서 찌는 몸을 만들기 위해 돈과 시간 그리고 열정을 허비하는가?

다이어트에 있어서 감량은 하나도 중요하지 않다. 어차피 다시 요요가 오면 허탈하기만 하지 않은가. 다이어트에서 중요한 건 딱 하나, 먹어도 안 찌는 몸이다. 그래야 두 번 다시 다이어트 안 하고 건강하게 살 수 있다.

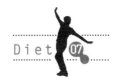

사는 게 즐겁다

다이어트 성공하면 좋은 점이 무엇이냐고 묻는 것처럼 의미 없는 질문이 또 있을까 싶다. 그럼에도 불구하고 혹시 묻는다면

"다 좋습니다."

이 말처럼 완벽한 대답도 없을 것 같다.

다이어트를 하면, 여자들 같은 경우는 일단 예뻐진다. 비만인 분들 가운데 본인이 실제로 얼마나 예쁜 사람인지를 모르고 있는 경우가 있을 것이다. 얼굴이 살에 묻혀서 잘 모르는 것이다. 그런데 다이어트에 성공하면 '와~' 하며 본인 모습에 본인이 반할만큼 예뻐서 놀랄 수 있다. 그러니 성형 같은 비싸고 위험한 시술 하지 말고 다이어트를 하면 된다.

예뻐지면 가꾸게 되고, 가꾸다 보면 내가 아는 모든 사람에게 자랑하고 싶어져서 없던 약속까지 만들게 된다. 옷가게 들어가서 프리 사이즈도 입을 수 있다. 사람들이 예쁘다고 해주니까 자존감도 올라가서 나 스스로에게 더 잘 하는 사람이 된다.

105킬로 인생과 75킬로의 인생은 하늘과 땅 차이보다도 더 크다. 30킬로그램이 가져다 준 질병을 75킬로그램이 없어지게 해준다. 그렇게 자주 가던 병원도 덜 가게 된다.

다이어트 하는 기간에도 행복했지만 다이어트가 끝난 후에도 더 행복하다.

요즘 자주 듣는 질문 중 하나는 "요즘은 뭐 먹어?"이다. 그러면 나는 주저없이 "먹고 싶은 거 다 먹죠!" 라고 대답을 한다. 그러면 또 "일반식 먹으면 살 안쪄?"라는 물음에 나는 "저는 다이어트 기간에도 일반식 먹었는데요? 일반식을 먹어서 유지나 감량이 되어야 다이어트 끝나는 거 아닌가요?"라고 답한다. 그래도 상대방이 '다이어트는 평생 하는 것'이라고 말할 때면 내 속은 그저 답답하기만 하다.

사람들의 머릿속에는 아직도 그러한 인식으로 만연하다. 왜 힘든 다이어트를 평생하려고 할까? 한번만 하면 되지, 다이어트가 취미인가? 라고 생각될 정도로 그런 분들이 주위에도 넘쳐 난다. 그 원인은 방법이 틀리니 정답을 말할 수가 없는 것이다. 잘못된 다이어트를 하니까 방법을 모르는 것이다.

매일 아침 눈을 뜨면 그렇게 행복할 수가 없다. 일단 코골이를 안 하니 잠을 조금만 자도 깊이 잘 수가 있다. 다이어트 전에는 자도 자도 피곤했다. 그러니 아침에 눈을 뜨자면 생지옥인 거였다.

아침에 식사를 할 때도 밥이 너무나 맛있다. 사과 한 개를 먹든지 일반식 밥을 먹든지 빵을 하나 먹든지, 과거에는 느끼지 못하던 맛을 알게 되었다. 다이어트 전에는 음식을 들이마셨다면 요즘은 천천히 음미하면서 먹으니 더 맛있을 수밖에 없다.

출근을 하려고 하면 세상 더없이 즐겁다. 전에는 옷을 입을 때 "배는 어떻게 하지?" "아, 가슴은 어떻게 하나?" 그러면서 옷으로 몸을 최대한 가리려고 애썼다. 그러나 다이어트 졸업 후에는 어떻게 하면 몸매를 드러나게 보일까? 하고 생각하게 되었다. 옷 입는 게 너무 좋다 못해서 정말 행복하다. 다이어트 전에는 몸이 안 좋다보니 무조건 메이커 옷으로 좋은 걸로 입으려고 했던 것 같다. 요즘은 인터넷에서 1만 원짜리 옷을 골라도 다이어트 전보다 비교가 안될 만큼 옷이 예쁘다.

예쁜 옷을 입고 나니 옷다운 옷을 입고 출근하는 발걸음이 무척이나 가볍다. 기분이 좋아서 가벼운 게 아니고 실제로 다이어트를 하고 난 후 몸이 가벼워졌다. 숨도 안 차고 발걸음이 가볍다보니 직장생활도 재미가 있다. 다이어트 전에는 개 끌려 나가듯 회사를 갔는데, 다이어트 후에는 사람들이 관심을 가져주니 사람 만나는 것이 이렇게 좋은 거구나 새삼 느끼고 있는 요즘이다.

다이어트 전에는 사람 만나는 것이 정말 싫었다. 그 좋아하는 술도 주로 혼자 집에서 먹었다. 어쩌다 놀러 나가면 나와 뚱뚱한 아내만 쳐다보는 것 같아서 따갑게 느껴지던 시선이 이젠 남들이 쳐다봐 주니까 오히려 고맙다. 이렇게 주위에서 느껴지는 시선들이 따뜻함으로 바뀌니까 이 또한 행복이다. 예전에는 하루하루를 우울하게 살았는데, 요즘은 하루를 살더라도 마냥 행복하기만 하다.

식사자리가 즐겁고 술자리는 더욱 즐겁고 사람 만나서 다이어트 이야기하는 건 더 좋다.

많은 사람들과 만나서 다이어트에 관한 상담을 하다보면 그 분들 모두가 다이어트 전문가들이다. 지식이 어마어마하게 많다. 안 해본 다이어트가 없을 정도이다. 그런데 왜 몸은 그런지 모르겠다.

그래서 나는 다이어트를 졸업한 후 직접 '다정다이어트' 라는 사업자도 냈다. 남들이 생각할 때 좀 색다른 다이어트 사업이다. 상담하는 분들 대부분은 "아무것도 안 파는데 왜 돈을 받지?" 이렇게 의아해 한다. "네, 저는 아무것도 팔지 않고 정보만 제공해 주고 식단을 알려 드립니다." 이렇게 맞춤식단을 제공하면서 그 분들도 나처럼 입에 들어가는 모든 음식을 사진 찍어서 보내도록 한다. 그러면 배 안 고프고 오 랜 기간 지루하지 않으면서 매일이 행복한 다이어트를 하신다.

처음 나와 상담을 시작할 때는 새벽에 잠들어서 아침 10시가 다되 어 일어나던 분들이, 나에게 카톡을 보내려고 사진을 찍고 하다보면 좀 더 일찍 자고 좀 더 일찍 일어나게 된다. 그러면서 사소한 습관이 바뀌게 되고 그 사소한 습관 몇 개가 모이면 감량은 자연스럽게 되는 것이다. 건강해지는 몸을 내가 옆에서 도와드리고 체중감량은 보너스 라고 생각해도 과언이 아닐 것이다.

나는 다이어트를 가르치는 선생님이고 싶다. 다이어트를 가르친 다? 물론 다이어트 수업이 따로 있지는 않다. 그러나 나와 6개월을 함 께 하는 동안 실습을 하는 거니까 '가르친다' 는 표현은 맞다.

다이어트를 배웠으니 다시 요요가 올 리도 없다. 사람은 누구나 자 기 몸 크기보다 많이 먹으면 찌고 덜먹으면 빠지게 되어있다. 많이 먹 는 습관을 가진 사람을 본인의 양만큼 맛있게 먹을 수 있는 습관으로 만들면, 또 좋은 습관이 내 것이 된다면 절대 살은 찌지 않는다.

회사일도 잘 하고 다이어트 사업도 잘 하고 다이어트 책도 쓰고 있 고, 그래서 늘 시간이 부족함에도 난 매일이 즐거운 사람이다.

건강검진을 하면 모든 수치에서 정상범위를 벗어난 곳이 한곳도 없을 만큼 건강한 것에 감사하고, 외모 가꾸는 재미에 감사하고, 쇼핑하는 재미에 감사하다. 그리고 무엇보다도 내가 가장 잘 할 수 있는 다이어트를 통해 사람들에게 유익함을 줄 수 있어서 감사하고 행복하다. 다이어트에 실패해서 사람 만나는 걸 꺼려하고, 놀러가서 사진 한 장 제대로 찍지 못해 가슴으로만 추억을 간직해야 하는 사람들에게 희망을 줄 수 있어서 감사하다. 무엇보다도 몸이 여기저기 아프고 심지어 우울증까지 온 사람들의 인생을 즐겁게 만들어 주는 기쁨이 나에게 가장 감사한 일이다.

누구나 할 수 있는 다이어트, 또한 지루하지 않은 다이어트, 요요 없는 다이어트, 배고프지 않은 다이어트... 이런 다이어트가 가장 이상적인 방법이라는 것은 누구나 알고 있지만, 누구나 하지 않는 '습관 고치기'를 지금부터라도 시작해 보는 건 어떨까?

세상은 무대이다. 그 무대 위의 주인공으로 살 것인지, 조연으로 살 것인지, 엑스트라로 살 것인지에 대한 결정은 오롯이 본인의 몫이다.

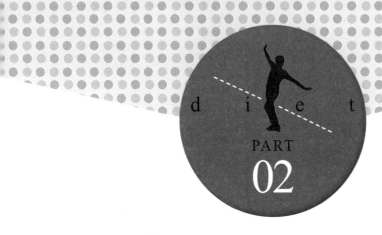

diet

PART
02

배고픈 다이어트는 가라

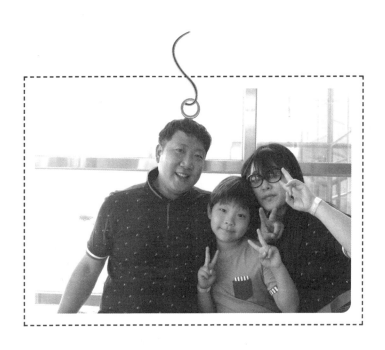

"다이어트를 한다고 일상이 달라지지는 않았다.
여느 때와 다름없이 일찍 일어나서 출근했다. 운동을 안 해도 되는 다이어트,
소금을 맘껏 먹어도 되는 다이어트, 일상에 지장을 주지 않는 다이어트,
무엇보다 비용이 전혀 들지 않는 다이어트를 시작했다."

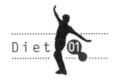

Diet 01

쉽게 빼자

              다이어트를 많이 해보지 않았었다. 하지만 아내를 통해서, 그리고 주위에서 다이어트 하는 것을 많이 봐왔다. 그러면서 다이어트를 너무나도 어렵게들 한다는 걸 알게 되었다. 그런데 나는 그런 어려운 방법으로 할 수 있는 형편이 아니었다. 시간적으로나 경제적으로나 그렇게는 할 수가 없었다. 그랬기 때문에 처음에는 좀 막연하게 시작했다.

      내가 지금 101킬로인데 원하는 체중을 얼마로 잡을까? 90? 80? 그러다가 앞자리 7자를 보면 좋겠다고 생각했다. 그 '7'이라는 생각만으로도 벌써부터 나 자신이 즐거워하고 있었다. 그러면 22킬로만 감량하면 되겠네, 이렇게 생각했다. 그 때가 2016년 10월 초였을 것이다.

굉장히 단순하게 생각을 했다. 올 연말은 연습하다가 내년 말 까지 기간을 잡으면 약 15개월이니까 한 달에 1.5킬로만 빼도 난 성공 하는 거네? 목표와 기간은 일단 그렇게 정했다.

일단은 내 형편을 살펴봤다. 시간이 드는 다이어트는 먹고 살아야 했기 때문에 할 수가 없었다. 또한 운동은 할 상황이 아니었다. 몸이 이미 고도비만이 되어있어서 걷는 것만으로도 벅차고 숨이 찼으므로 오랫동안 할 수도 없었다. 그렇게 하다가는 다칠 것만 같다는 생각도 들었다.

사람이 안 먹으면 빠지는 거고 먹으면 찐다는 건 누구나 알지만, 배고픔을 참기가 너무나 어렵다고 생각했다. 그렇다면 만약에 배고프지 않은 방법을 알 수만 있다면 오랜 기간 할 수 있고, 오래 하다보면 체중감량은 당연지사라 여겼다.

그러면 식단은 어떻게 하지? 이 고민을 정말 많이 했다. 무염? 저염? 닭 가슴살? 그런데 이런 식단은 내가 정말 안 좋아하는 음식이었다. 이런 음식을 좋아하는 사람은 별로 없을 것이다. 먹기 싫어도 살을 빼기 위해서 그냥 억지로 먹는 것일 뿐이다.

그런데 평생 동안 그런 맛없는 걸 먹어야 한다는 건 상상을 할 수도 없고, 무염 식단을 오랜 기간 할 자신은 더더욱 없었다. 그렇게 고민을 한 결과 먹고 싶은 것이 있다면 그 음식이 뭐가 되었든 먹자, 하지만 그냥은 먹지 말자는 것이었다. 내가 101킬로 몸을 유지할 수 있었던 건 그 체중만큼 먹었기 때문이었다. 이렇게 마음을 먹으니 한결 편안해졌다. 이것도 다이어트인데 밀가루를 먹지 말자, 흰쌀밥도 먹지 말자 하고 다짐 아닌 다짐을 했다.

그렇게 2016년 10월 9일 다이어트를 시작했다.

운동을 안 해도 되는 다이어트, 소금을 맘껏 먹어도 되는 다이어트, 일상에 지장을 주지 않는 다이어트, 무엇보다 보조제나 헬스장, 다이어트 약 등등 아무것도 구입을 안 해도 되니 비용 또한 전혀 들지 않았다.

여느 때와 다름없이 출근을 하려고 일찍 일어났다. 다이어트를 한다고 일상이 달라지지는 않았다. 다만 평소에는 화장실에서 볼일을 보고 샤워를 하는 사이 아내가 라면을 끓여서 식탁에 올려주면 마시다시피 급하게 먹고 출근을 했지만 이번에는 달랐다.

아침에 일어나서 화장실에서 샤워까지 마치고 체중계에 올라가니 101킬로가 나왔다. 그 다음으로 평소에는 물을 안 먹던 내가 출근 전까지 500밀리리터의 물을 마시고 계란 2개를 치즈와 함께 먹고 출근을 했다. 배고프면 어쩌나 하는 생각이 나긴 했는데 신기하게도 라면에 밥까지 먹었을 때보다 오히려 배가 고프지 않았다. 커피는 믹스커피 대신 버터커피(알 커피에 버터를 탄 커피)를 마셨다.

시간 날 때마다 다이어트 관련 글을 찾아봤다. 인터넷을 뒤져서 여러 가지 정보도 얻게 되었다.

지방을 먹어서 살이 찌는 줄로만 알았었는데 하루 총 대사량보다 더 먹으면 무엇을 먹든 지방으로 쌓인다는 걸 알게 되었다. 만약에 하루 총 대사량보다 덜 먹으면 내 몸 안의 지방을 꺼내서 쓴다는 것도 알았다. 그러면 밀가루가 되었든 설탕이 되었든 쌀이 되었든 이것들이 전부 설탕과 같다는 결론이 났다. 한마디로 말하면 우리 몸은 무엇을 섭취하든지 그것이 포도당으로 바뀌면서 연료가 된다는 걸 알게 되었다.

그래서 생각한 것이 각설탕 한 개를 먹나 방울토마토 50알을 먹나 똑같다는 생각을 하게 되었다. 그렇다면 잠시 설탕이 되는 음식을 최대한 줄일 수 있을 만큼 줄여보자는 생각이었다.

지금 내 뱃속에는 지방 덩어리가 가득 차있지만 그 지방에는 또한 내가 안전하게 살아갈 수 있는 영양분까지도 전부 들어있다고 생각하면서 용기가 났다. 그렇게 생각하고 점심시간에는 호기롭게 순댓국집으로 향했다. 주문은 순대 빼고, 밥 빼고 주세요. 그 외엔 고기와 김치, 양파, 고추 ,들깨가루, 새우젓 등등 가리지 않고 다 먹었다.

신기하게도 그렇게 많이 먹었던 몸인데 다이어트를 한다고 생각해서 그런지 별로 먹은 것이 없음에도 그다지 배가 고프지 않았다. 물을 두 시간에 500밀리씩 계속해서 먹어줘서 그런가? 잘은 모르지만 기분은 좋았다. 배가 고프지 않았고 오히려 빵빵해졌다. 평소 오후 3시쯤엔 간식으로 빵 종류를 먹어왔었는데 다이어트를 하면서부터는 빵 대신 치즈와 아몬드 20알쯤을 챙겨서 먹었다.

그러면서 시간이 날 때마다 인터넷 검색을 하고, 온통 다이어트 생각만 했다.

문득 문득 진짜 빠질까? 조금 먹었으니 빠졌겠지? 걱정 아닌 걱정을 했다. 그러면서 자연스럽게 물은 내 옆에 항상 있었다. 물도 회사에 있는 정수기 물을 먹으면 안 먹게 될까봐 일부러 편의점에 들러 돈을 주고 사서 먹었다. 내 돈 내고 사니까 버리는 일도 없었다.

저녁은 소주를 매일 두 병을 먹었는데, 삼겹살을 먹어도 되나? 고민은 했지만 소고기보다는 단백질 양이 적기 때문에 괜찮을 것이라고 생각했다. 평소에는 삼겹살 먹을 때 야채 없이 고기만 먹었는데 다이어트 기간에는 삼겹살 200그램에 야채는 무한으로 정해서 고기 맛이 안 날 정도로 야채를 많이 먹었다. 고기가 부족할 땐 버섯을 구워서 부족한 안주 겸 식사를 대신했다.

그렇게 10일이 지났다.

101 - 99.3 - 98.4 - 98.3 - 97.9 - ? - 97.6 - 97.1 - 97.5 - 97.0

10일 연속으로 보는 사람들에게 자랑을 했다. 그런데 "저요, 10일에 4킬로 빠졌어요." 이렇게 떠들고 다녔지만 아무도 관심을 주지 않았다.

나는 배가 들어가는 게 느껴지는데 왜 다들 몰라주지? 10킬로까지 빼면 알아줄라나? 혼잣말로 궁시렁 대면서 지나가곤 했다.

그 무렵 나만 알 수 있는 느낌이랄까, 설명하기 힘든 느낌적인 느낌이 있었다. 10일쯤 다이어트를 하니 내 몸이 그 동안 탄수화물에 중독이 되어있었다는 걸 알게 되었다. 탄수화물을 공급해 주지 않으니 머리가 아픈 건 아닌데 멍했다. 검색을 해보니 탄수화물 중독된 사람의 금단현상 같은 것이라고 했다. 생각해보니 아내를 만난 이후 몸에게 엄청난 탄수화물을 공급하긴 했었다. 그러니 그 동안 내 몸 안에 그 많은 지방을 가지고 다녔을 터였다.

머리가 멍하긴 했지만 못 참을 정도는 아니었고, 체중이 감량되다 보니 멍해서 받는 고통쯤은 내 삶의 기쁨과 비교가 되질 않았다. 심지어 머리가 멍할 땐 '내일은 또 얼마나 빠지려고 이러나' 싶으면서 오히려 기분이 좋아지기까지 했었다. 그리고 무엇보다도 다이어트 과정에서 가장 힘든 게 배고픔인데 그런 고통이 별로 느껴지지 않았다.

운동도 안 하면서 고기도 먹고 술도 마시고, 그러니 배도 안 고팠다. 비록 가끔이긴 하지만 먹고 싶은 것이 있으면 고민 없이 먹었다.

그러면서 '왜 사람들은 다이어트를 힘들게 하지?' 라는 생각을 떨칠 수 없었지만, 겨우 겨우 다이어트 10일 하고 남들에게 권할 수는 없었다. 그래서 결심했다. 꼭 정상 체중을 만든 다음에 힘든 다이어트 하지 않아도 쉽게 다이어트 할 수 있다는 걸 널리 알리자!!

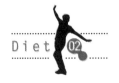

고통스러운 다이어트는 가라

다이어트로 인해 고통을 받는 사람이 적지 않다. 내 아내도 그런 부류에 속했다. 다이어트에 관심이 없었던 나와는 달리 내 아내는 10년 전부터 다이어트에 관심이 많았다. 혼자서 굶어도 보고, 혼자 힘으로 안 될 때면 병원에 가서 약을 처방받아 먹고, 그러면서 카복시 시술도 병행하면서 사람이 조금씩 이상해지는 걸 느꼈다. 수시로 멍해 보이고, 음식을 별로 먹지도 않았는데 배는 온통 멍이 들고, 무엇보다도 말 한마디 잘못하면 언제든 싸울 준비가 되어있는 싸움닭으로 변했다.

다이어트에 관심이 없던 시절, 이건 누가 봐도 사람이 이상했다. 다이어트가 뭐라고 사람이 저렇게 변하지 하는 마음도 있었고, 또 다른 한편으로는 다이어트 하는 것이 무슨 벼슬도 아닌데 왜 저렇게까지 하면서 가족들에게 피해 아닌 피해를 주지? 이런 생각으로 착잡했던 적이 있었다. 물론 지금은 어느 정도 이해를 한다. 왜? 여자니까! 다른 사람의 시선도 무섭다 못해 두려웠을 것이다. 지인들의 말 한마디가 가시처럼 박혔을 것이다. 누구는 살 안 빼고 싶어서 안 빼나? 그렇다. 안 빼는 게 아니고 못 빼는 거였다. 누구는 배에 멍까지 들어가면서 주사를 맞고 싶었겠는가? 다이어트가 말처럼 쉽지 않아서 그런 것도 안다.

한 석 달쯤 하더니 10킬로 정도 감량을 하기는 했다. 그런데 병원마다 다르겠지만 보통의 병원은 몸에 안 좋은 약이라고 중독될 수 있다고 해서 약 처방을 계속해서 내주진 않는다. 그렇게 석 달을 다이어트 하는 동안에 모진 고통 속에서 살았는데, 약 처방을 못 받으니까 다시 먹기 시작했다. 엄청 잘 먹었다. 그러다보니 10킬로 감량했다가 오히려 13킬로그램이 늘었다.

카복시 주사를 맞으면 지방이 나올까? 내 상식으로는 지방은 빼야 없어지는 것이다. 내 몸 안에 있는 지방을 원료로 써야 없어지는 건데 그런 주사 같은 요법이 지방을 없애주지는 않는다. 이런 게 바로 병원의 민폐 아닐까. 다이어트가 간절한 사람의 심리를 이용해서 돈벌이로만 생각하는 것이다. 본인 가족들에겐 절대로 처방 안할 방법인 것이다.

　의사라고 해서 다 날씬한가? 의사도 사람이다. 그 중에는 뚱뚱한 사람도 있고 마른사람도 있고 정상적인 체중이 나가는 사람도 있다. 뚱뚱한 의사들도 병원에서 주는 소위 다이어트 약, 카복시 같은 다른 요법을 포함해서 절대 안 한다. 몸에도 안 좋거니와 아무런 효과가 없다는 걸 너무나도 잘 알고 있기에 그런 것이다.

　홈쇼핑에서 파는 수많은 다이어트 보조제와 병원의 약 처방, 또는 한의원의 한약 등은 모두 성공할 확률이 미미한 방법이다. 그리고 지방흡입이나 위 밴드 절제술도 마찬가지다. 헬스나 요가, 점핑운동, 스피닝, 쉐이크 다이어트 등등 돈이 들어가는 다이어트는 전부 하나같이 실패를 할 수밖에 없다.

　하지만 식단을 준수하면서 하면 성공은 할 수 있을 것이다. 앞에서 나열한 다이어트 방식의 기본은 식단이다

　그런데 먹고 싶은 것을 먹으면서 다이어트 하라고 하는 곳은 단 한 곳도 없을 것이다. 이 말을 모르는 사람 또한 없을 것이다. 이미 다이어트를 하는 분들은 아마 나보다도 다이어트 지식이 더 좋으면 좋았지 지식이 적은 분은 별로 없을 것이다. 다 알면서도 못하는 이유는 고통받는 다이어트를 이미 경험해보았기 때문이다. 또다시 운동할 생각, 약 먹고 멍해질 생각, 지옥 같은 운동, 무염, 쓰디쓴 한약 등등... 밑그

림이 그려지는 것들이 전부 경험에서 나오는 것들이기 때문이다.

안 해봤으면 모를까? 이미 해봤기 때문에 너무 힘이 든다는 걸 잘 안다. 못 먹을 생각에, 죽어라고 운동을 해야 하는 생각에 이미 지친다. 또 감량한 후에도 요요를 겪어서 좌절 또한 맛보았기 때문에 무서워서 못하는 건 아닐까?

그래서 점점 쉬운 다이어트에 눈을 돌리고 귀는 또 얇아져서 팔랑귀가 된다. 누가 이게 좋다더라, 저게 좋다더라, 그러면 솔깃해서 또 시도를 해보지만 역시나 실패를 맛보게 되는 것이다.

자꾸 실패를 거듭하면 이제는 가족에게도 말을 안 하고 다이어트를 한다. 말해봐야 또 실패할 다이어트 한다고 면박이나 당할까? 두려운 마음이 생기면서 본인 스스로도 감추게 된다. 아직 시작도 안한 다이어트지만 본인 마음속엔 이미 '난 성공 못할 거야!' 이런 아이러니한 상황이 연출된다.

어차피 고통 안 받고 하는 다이어트는 없다? 그래서 내가 흘린 눈물만큼 살이 빠진다?

다이어트를 하든지 취미로 뭘 하든지 세상은 즐겁고 살 만하다. 다이어트는 고통스러울 것이 하나도 없다. 오히려 다이어트는 즐거운 것이고 행복한 것이고 확실한 결과물이 있는 것이다.

다정다이어트를 운영하면서 아내 포함 어떤 제자도 나에게 고통스럽다는 말을 해본 적이 없다. 그들이 그동안 전혀 길게 가보지 못했던 다이어트 기간을 이뤄내고 있고, 결과물 또한 어떤 다이어트보다 적지 않다. 배고프지 않고 오래 갈 수만 있다면 완벽한 다이어트 아닌가?

어차피 인간이고 사회구성원의 일부인데 다이어트 한답시고 사람을 안 만나면 나중엔 더 큰 문제도 올 수 있다. 사람이 사람을 만나야 하는 건 당연한 일이고, 기왕이면 만났을 때 다른 사람보다 더 날씬하고 예쁘면 좋지 않은가? 남자들은 보통 동성에게는 칭찬을 잘 안 하지만 여자들은 여자에게 예쁘네, 살이 빠졌네, 옷이 잘 받네, 화장 참 이쁘게 됐네... 등등 각종 칭찬을 한다.

아무리 다이어트 중이라고 하더라도 매일같이 약속을 잡지만 않는다면 주말 또는 일주일에 한두 번 정도는 사람을 만나야 한다. 그리고 만나면 먹어야 한다.

먹을 땐 부담 없이 먹는다. 커피를 마시건 식사를 하건 술을 마시건, 어떤 종류의 음식도 상관이 없다.

그런데 만일 고통스럽게 다이어트를 한 경험이 있으면 본인의 고통스러웠던 지난날이 스르륵 밀려올 것이다. 오늘 하루 먹으면 2킬로쯤 찔 텐데... 저거 먹으면 다른 것도 또 먹고 싶어지는 건 아닐까? 이렇게 오만 생각을 다하니 사람을 만날 용기가 없어지는 것이다.

그러나 쉬운 다이어트를 하면 고통이 없으니 지난날 떠오르는 고통도 없다.

"그냥 먹으면 되요! 찌면 어때요, 다이어트가 쉬우니 또 빼면 되죠." 쉽게 뺐으면 그런 자신감이 생긴다.

"먹고 싶은 걸 먹지 않고 참으면 병난다는 말?" 이말 거짓말이 아니다. 적어도 다이어트 하는 사람 입장에선 확실히 병이 난다.

다이어트를 하면서 짬뽕도 먹고 싶고, 빵도 먹고 싶고, 족발도 먹고 싶고, 케익도 먹고 싶고, 치킨도 먹고 싶고, 오만 것이 전부 먹고 싶은데 못 먹으면? 머릿속에 항상 먹고 싶은 것만 생각난다. 먹고 싶은 욕구를 누르면 누를수록 언젠간 폭발해서 폭식으로 이어지는 것이다.

하지만 먹고 싶은 걸 먹되 적당히만 먹으면 다 먹어봤기 때문에 뭐가 먹고 싶다는 생각보다는 오늘은 뭘 먹지? 매일 이 고민을 하게 된다. 다 먹어봤기 때문에 뭘 먹어야 할지 모르는 것이다. 이처럼, 참으면 식탐이 점점 커지고, 먹으면 식탐이 점점 줄어드는 것이 상식이 아닐까 하는 생각이 든다.

고통 받는 다이어트 하지 말고, 고통 없는 다이어트를 했으면 한다.

정답이 아닌 다이어트를 하면 몸이 날씬해지기는커녕 반대로 점점 더 살이 찌게 된다.

정답이 아닌 다이어트를 하면 평생 다이어트를 하다가 평생 뚱뚱한 몸으로 살 수도 있다.

정답이 아닌 다이어트를 하면 아픈 몸이 되어 나중엔 고통 속에서 살 수 있다.

정답이 아닌 다이어트를 하면 평생 다이어트 비용을 지불하기에 노후가 불안할 수도 있다.

다이어트에 정답이 있겠는가 마는 적어도 고통 받지 않는 다이어트를 했으면 한다.

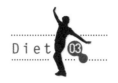

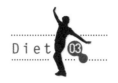

살 빼려면 다이어트 하지 마라(1)

살 **빼려면** 다이어트 하지 마라?

이게 무슨 말인지 의아해 하시는 분도 있을 것 같고, '아, 맞다!' 하고 공감하는 분도 있을 것이다.

처녀 시절에 54킬로 나가던 여성이 연애를 한다고 가정을 해보자. 연애하면 데이트를 한다.

극장에 가면 콜라와 팝콘을 먹을 것이다. 여행을 가면 맛집을 찾아 다닌다.

평상시에는 저녁약속을 하는데, 데이트를 하면 어떤 걸 먹든지 먹게 되어있다. 심지어 아침에 만나서 저녁에 헤어질 때까지 먹는다. 만나서 먹지 않는 데이트는 상상도 할 수 없다. 물론 도서관에서 만나 공부하다가 헤어질 수도 있겠지만, 이건 공부를 한 거지 연애를 한 건 아니니까.

1주일에 만나는 횟수만큼 체중은 증가할 수밖에 없다. 그러다 결혼을 결심하게 되면 드레스 입어야 하고 웨딩 촬영도 해야 하니 다이어트를 결심한다. 다이어트 해서 5킬로쯤 감량을 할 것이다. 더구나 결혼 시기가 다가오면 독하게, 아주 독하게 감량을 한다. 그러다가 결혼식 마치고 신혼여행에서 돌아오면, 죽어라고 감량한 5킬로 체중은 단 몇 일만에 원상복귀해서 본래 체중으로 되돌아간다.

신혼생활은 어떨까? 부부가 오붓하게 책을 읽을 수 있을까? 신혼여행 다녀왔으니 시댁에 인사 가야지, 친정에 인사 가야지. 가면 뭐 하겠는가? 먹겠지. 그것도 아주 잘 먹을 테지.

친구, 지인 등등 주말마다 집들이도 해야 한다. 집들이 하면 한 번으로 끝나나? 한 달 내내 집들이를 한다. 집들이 하게 되면 또 먹어야 한다.

남편이 생기니 평소에는 안 하던 아침을 챙기기 시작한다. 남겨진 음식은 버리기가 아까워서 본인이 먹게 된다.

일을 마치면 외식을 하거나 배달음식을 시켜서 먹는다. 그러면서 오붓하게 술도 한잔 한다.

연애시절 일주일에 한두 번 만나서 먹던 것과는 차원이 틀리다. 일주일 내내 같이 있으니 일주일 내내 먹게 된다.

이렇게 되면 체중은 어떻게 변할까? 야금야금 늘어나던 체중이 5킬로로 늘어나는 건 아주 쉬운 일이다. '이러다가는 안 되겠다!' 싶어서 다이어트를 결심한다. '5킬로만 빼볼까?' 하는 가벼운 마음으로 시작을 한다. 그러나 결혼 전하고는 차원이 다르게 감량 속도가 더디게 된다.

힘은 들고 짜증은 나고, 그러던 찰나에 임신을 하게 된다. 처음 입덧할 때만 해도 빠지던 체중이 입덧이 끝나자마자 마구 먹게 되니 급속히 불어난다.

임신했을 때 먹고 싶은 것 못 먹으면 애기한테 안 좋다고 본인 스스로와 타협하고, 출산하면 다이어트 하리라 마음 놓고 먹는다.

출산하면 모유도 먹여야 하지만, 분유를 먹인다고 한들 처음 키워보는 아기가 왜 이리 힘이 드는지 스트레스를 받는다. 남편이 일찍 퇴근해서 아이를 돌봐주었으면 좋겠지만, 퇴근한 남편은 본인도 피곤하단다. 애 하나 키우면서 유난을 떤다고 되레 구박을 한다. 서럽고 스트레스까지 받으니 먹는 걸로 풀어버린다. "아, 이런 걸 독박육아 고 하는구나." 이렇게 생각하니 그 자신이 초라해 보이기까지 하다.

어느새 펑퍼짐해져 버린 내 몸을 본다. 이젠 서럽다 못해서 우울해진다. 그러니 또 먹는 걸로 풀어버리게 되고, 이런 과정이 무한 반복되니 체중은 10킬로그램을 우습게 넘어선다.

다이어트를 해볼까? 하고 생각만 하다가 무슨 계기가 생겨 다이어트를 시작한다. 70킬로까지 올라간 체중이 원망스럽지만 지금이라도 독하게 빼자고 결심한다.

무슨 다이어트가 좋을까? 블로그, 유투브, 다이어트 카페 등등 무수히 많은 다이어트를 구경하면서 다이어트 성공 사례자를 부러워한다. 어머, 저 사람은 10킬로를 뺐네, 20킬로를 뺐네, 30킬로나 뺐네 하면서 자극을 받는다. 그래서 성공 사례자를 따라서 해본다. 그러면서 남편한테 부탁까지 한다. "여보! 나 오늘부터 다이어트 시작할 거야! 당분간 외식하자고 하지마."

처음 2주 정도까지는 잘 따라하고 체중도 감량이 된다. 하지만 이내 슬슬 지루함이 밀려온다. 체중도 더디게 빠지고 의욕도 없어지고 재미도 없고 해서 포기를 한다. 70킬로에서 한 달 죽어라고 해서 얻은 결과 3킬로 정도 감량해서 67킬로를 만들었다.

이 다이어트는 나하고 안 맞는 다이어트야, 다른 다이어트 방법을 찾아봐야겠어. 그러면서 배달음식 책자를 천천히 정독하면서 '뭐 먹지?'를 고민하고 주문을 한다. 배달된 음식을 먹으면서 '세상에 나만 뚱뚱한가, 뭐." 이렇게 스스로를 위로하며 맛나게 먹는다.

한 달 동안 애서 감량한 3킬로그램은 고작 3일 만에 다시 본래 체중이었던 70킬로로 돌아간다. 결국 실패한 다이어트로 인해 얻은 선물은 '식탐' 뿐이다 .

실패하고 포기를 했으니 이제는 눈치 볼 것도 없다. 입맛 당기는 대로 닥치는 대로 아무거나 눈에 보이면 또 막 먹는다. 입에 음식을 넣어서 씹지도 않고 삼키고, 목에 넘어가기 전에 또 다른 한입이 들어온다.

그러다가 75킬로가 되면서 일단 정신을 차린다. 이러다 슈퍼돼지가 되는 것은 아닌가? 또다시 걱정하고 생각하고 다이어트 결심을 한다.

지역 맘 카페에도 들어가 본다. 어느 병원 약이 좋더라. 어떤 한의원 약이 좋더라. 솔깃해진다.

"언니, 몇 킬로 빠졌어요?" 쪽지를 보내니 곧 답장이 온다.

"저 두 달에 10킬로 감량했어요." 답 쪽지를 보고 확신을 한다.

그리고는 남편에게 재차 신신당부를 한다. "나 다이어트 할 거야. 그러니 당분간 외식하지 말자."

병원에 가서 약을 처방받고 기분 좋은 마음으로 귀가한다. 그런데 약을 먹으니 머리가 멍하고 식욕이 확 떨어진다. 체중은 감량이 되긴 하는데 나날이 짜증만 늘어간다. 점점 신경은 날카롭고 누군가가 건드리기라도 하면 즉시 싸울 태세가 된다. 나도 모르는 사이에 '싸움닭'이 되어 버리는 거다.

그렇게 석 달이 지났다. 병원에서 약 처방은 최대가 석 달이라고,

일단 쉬었다가 먹으라고 하니 잘 되었다 싶기도 하다. 일단 쉬면서 지금 체중을 그냥 잘 유지하리라 마음먹는다. 석 달에 8킬로 뺐으니 그래도 대단하다며 스스로를 칭찬한다. 75킬로에서 67킬로가 됐으니 나름 만족스럽고, 이번엔 다른 다이어트를 찾아봐야겠다고 마음먹는다.

그러기를 고작 삼일 후, 빵을 폭풍 흡입하는 본인을 보게 된다. 이까짓 것 먹어봐야 얼마나 찌겠어? 스스로 또 타협을 하며 닥치는 대로 먹는다.

이런 걸 두고 소위 '입 터졌다'고 표현한다. 아무도 말릴 수가 없다. 그냥 먹고 있는데도 배고픈 건 뭐지? 하면서 막 먹는다. 한 일주일 정신없이 먹다보니까 67킬로까지 감량했던 체중이 다시 70킬로까지 증량되었다.

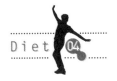

살 빼려면 다이어트 하지 마라(2)

다시 요요가 올까봐 다른 다이어트를 생각한다. 아직까지 아이가 어리니 운동은 안 되겠고, 고민을 하다가 아는 지인이 살이 빠진 것 같아서 물어본다.

"언니, 살 빠진 것 같은데? 다이어트 했어?" 언니가 대답을 한다.

"쉐이크 다이어트 하는데 10킬로 뺐어."

그렇게 상담을 마치고 집에 돌아와서, 이번에는 남편에게 다이어트 한다는 이야기를 안 한다. 다이어트 한다고 하면 비용은 얼마냐? 뭔 놈의 다이어트를 맨날 하냐? 해도 해도 안 빠지는 거 그냥 생긴 대로 살자 등등 잔소리만 할 게 뻔하다.

그도 그럴 것이 다이어트는 어째 매번 하는데 체중은 그대로인 거다. 그래도 과거 처녀시절에는 54킬로였으니 16킬로만 더 빼면 처녀

시절로 돌아갈 수 있다는 희망을 버릴 수가 없기 때문이다. 16킬로 정도는 손에 잡힐 것 같고, 체중만 빠진다면 아가씨 시절처럼 옷도 몸매 드러나게 입을 수 있다는 상상만으로도 행복하기 때문이다.

몸에 붙는 옷을 입으면 뱃살, 등살, 허벅지 등등이 드러나서 제 몸보다 큰 옷을 입게 되니 남들이 볼 땐 어마 어마하게 뚱뚱해 보이는 거였다.

쉐이크 프로그램 중 '하루 한 끼 쉐이크 프로그램'을 신청했다. 쉐이크를 두 끼 먹고 싶긴 한데 비용이 두 배로 들어가니 어쩔 수가 없었다. 그렇게 티와 쉐이크를 구매하고 시작을 했다. 처음에는 그냥 '물보다 티가 먹을 만한데?' '쉐이크도 아주 맛이 없지는 않고 먹을 만한데?' 하면서 열심히 한다.

쉐이크 클럽에서는 이것도 살 빼는 데 좋다, 저것도 살 빼는 데 좋다고 홍보한다. 그 말에 솔깃해서 하나하나 구매를 하다보니 처음엔 한 달에 30만원을 생각했는데 실제로는 50만원도 훌쩍 넘었다. 그리고 쉐이크도 하루 두 끼 프로그램으로 바꾸었다. 그 결과 한 달 3킬로 감량에 성공했다.

그러나 쉐이크 다이어트도 한 달째 하니까 질려서 더 이상 못 먹겠고, 그 맛이 그 맛인 것 같았다. 더구나 하루에 두 번을 쉐이크로 먹다보니 씹는 게 너무 생각나서 미쳐 돌아버릴 것만 같았다. 그래서 다시 하루 한 끼 쉐이크 프로그램으로 변경하고 말았다.

그러는 동안 두 번째 달에는 체중이 겨우 1킬로밖에 감량이 안 되었다. 코치 언니 말이 프로그램을 변경해서 그렇다고 이유를 들었다. 짜증도 나고 예민해지고 미쳐 버릴 것만 같았다. 무엇보다도 값비싼 돈을 지불해야 하니 경제적으로도 감당이 안 되어서 그만둔다.

'그래도 총 4k킬로를 감량한 거니까 뭐 손해본 건 없네.' 하고 자기만족을 한다.

어쨌든 70킬로에서 66킬로까지 만들었으니 식이관리만 잘 지키면 되겠다 싶었다. 그렇게 생각하며 음식을 가려먹기 시작했다. 저건 살찌는 음식이라서 안 돼! 저건 기름져서 안 돼! 저건 밀가루라서 안 돼! 이래서 안 되고 저래서 안 되고, 안 된다고 외칠 때마다 속은 타들어 갔다. 그래도 먹고 싶긴 하지만 일단은 참았다.

아침도 점심도 저녁도 조금씩만 먹었다. 잘 밤에는 야식이 생각났다. 족발에 소주도 생각나고, 치킨에 맥주도 생각나고, 피자도 생각나고, 세상 모든 음식이 생각났다.

TV에선 하필 그 시간에 먹방을 하는 거다. 도저히 안 되겠다 싶어서 남편에게 슬쩍 떠본다. "자기야~치킨 한 마리 같이 먹을까?" 이렇게 제안하자 남편이 먹고 싶으면 먹자고 한다. 좀 전까지 생기 없던 얼굴에 함박미소를 지으며 주문전화를 한다.

한참 만에 배달된 음식은 어찌나 맛이 있는지. 입으로 들어갔는지 코로 들어갔는지도 모를 정도로 맛나게 먹었다. 치킨 한 마리를 게 눈 감추듯 먹고 아쉬움을 뒤로 한 채 잠이 든다.

그래도 다행인지 불행인지 한 달 동안 체중에 변동이 없다. 많이 먹었다 싶으면 절식을 하고 살다가, 어떤 계기가 되면 폭식하고를 반복한다.

여행이라고 다녀오면 체중이 하루 이틀 만에 3킬로가 훅하고 증량이 됐다. 그럴 때마다 이런 말을 했다. "난 먹으면 먹는 대로 살이 찌는 체질이야."

평소에는 먹는 것도 없는데 한번 먹으면 3킬로씩 쪘다. 체중은 그대로인데 배는 점점 임신한 사람처럼 되어가고, 허리며 다리며 안 아픈 곳이 없을 만큼 몸 상태가 최악으로 갔다. 그럴 때가 되어서야 비로소 '운동을 할까?' 생각한다.

헬스장 3개월 등록을 하고 한 일주일 열심히 한다. 그 다음부터는 마지못해 한 달을 채우다가 곧 영원히 그만 두게 된다. 체중은 운동 전 66킬로에서 오히려 4킬로가 더 늘었다. 운동을 하면서 식이관리를 지킬 수가 없었기 때문이다.

운동 전에는 배고파도 참을 수 있었는데 운동을 하니 힘이 없는 거였다. 그래서 운동 전에 무얼 먹거나 운동 후에 먹거나 했다. 운동하고 먹으니 꿀맛이거니와, 운동했기 때문에 먹어도 괜찮을 것이라고 본인과 타협을 했기 때문이다.

재미도 없고 힘도 들고 체중도 안 빠지고, 그렇게 운동을 포기한 후에는 전에 잘 참던 식욕이 이제 생각 없이 먹게 되는 식탐을 불러왔다. 여태 참았던 욕구가 엄청난 부메랑으로 되돌아온 것이다.

다이어트 하고 살면 뭐해? 사는 것이 재미없는데 그냥 먹고 싶은 거나 먹고 살자. 스스로에게 이렇게 주문을 한다.

보이면 먹고 안 보이면 사서 먹었다. 다이어트를 놔버리고 맛집 돌아다니며 사니 세상에 맛있는 음식이 너무나 많은 걸 알게 되었고, 무엇보다 친구들이나 지인들을 맘 편히 만날 수 있어 행복하다고 생각했다. 전에는 다이어트 한다고 가급적이면 친구도 멀리하고 지인들도 핑계대고 안 만나고 했었는데, 이제야 사람답게 산다는 생각을 한다.

그러는 사이에 70킬로였던 체중은 금세 80킬로까지 나가게 되는 거였다. 신기한 건 조절을 하건 안 하건 계속해서 80킬로를 유지한다는 거다. 몇 끼를 안 먹어도 80킬로이고, 폭식을 한 며칠 해도 80킬로를 유지하는 것이 신기했다.

그러나 언제인가부터 사람들 시선이 느껴지기 시작했다. 모두들 나만 쳐다보는 것 같고, 식당에서 수군거리면 내 욕을 하는 것 같았다. 친정에선 "살 좀 빼야하지 않니?" 물어보고, 남편은 아예 돼지라고 놀렸다. 그러니 매사에 점점 자신감이 없어지면서 급기야 우울해졌다. 사람 만나는 것도 무섭고 옷 입는 것도 싫고 또다시 다이어트를 해야하나? 고민도 들었다.

그런데 처음에는 쉽게 다이어트 결정을 했는데 이제는 두려움 때문에 선뜻 결정을 하기가 어려웠다.

저 다이어트는 뭐가 힘들고, 저 다이어트는 이게 힘들고... 한 번도 안 해봤으면 모를까, 이미 해본 경험 때문에 뭐가 힘들고 뭐가 어려운지를 너무 잘 알기 때문이었다.

이런 고민을 하는 중에도 방송에서 '깔라만시가 좋네' 그러면 사서 먹어도 보고, '보이차가 좋네' 그러면 또 사서 먹어보고, 홈쇼핑에서 다이어트 보조제도 사서 먹어보고... 세상 유행하는 다이어트란 다이어트는 다 해봤지만 체중 80킬로에서 빠지질 않는 거였다.

그러면서 스스로 결론을 내리게 되었다.

"난 체중이 안 빠지는 체질이야."

본인 스스로 안 빠지는 몸을 만들었다고 생각은 왜 안 했는지? 세상 다이어트란 다이어트를 처녀시절부터 평생을 하는 이유가 뭘까? 왜, 다이어트를 하는데도 점점 살이 더 찔까?

그동안 들인 비용과 수많은 시간이 아깝지 않은지?

실패에서 오는 좌절감과 우울함은 어떻게 완치를 해야 하는지?

무엇보다도 망가진 몸으로 인해 나빠진 건강은 어찌 할 건지?

이쯤 되면 차라리 다이어트를 하지 말고 건강한 몸을 만드는 것은
어떨는지?

건강한 몸이 되면 체중은 저절로 감소하지 않을까 생각한다.

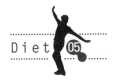

Diet 05

요요 없는 다이어트를 해라

"요요가 오는 걸 알면서도 다이어트 하는 사람이 세상에 있을까?" 내가 다이어트를 하기 전에 이런 생각을 해봤다. 만약에 요요가 오면 안 하는 것만도 못하지 않나? 알면서 힘들게 비용들이고 시간들이고, 실패에서 오는 자괴감은 또 어떻게 하나? 상상만으로도 너무 억울하잖은가? 그래서 깊은 고민에 빠졌던 기억이 난다.

무염을 오랜 기간할 수 있을지도 못 할지도 모르는데, 운동을 오랜 기간 할는지도 안 할는지도 모르는데... 만약에 참고 버티면서 끝까지 간다고 가정을 하자. 언젠가 원하는 체중이 되었을 때, 그때는 그러면 일반식을 해도 살이 안 찔까?

평생을 무염과 운동으로 살 수도 없고, 그렇게 살기에는 사회생활이 더더욱 힘들어질 테고, 그럼 결론은 안 하는 것이 맞는 거 아닐까? 그렇다면 안 해야지!

쉐이크를 생각해봤다. 그 종류도 다양하지만 가장 흔히 알려진 허ㅇ라이프를 생각해봤다. 사실 예전에 아는 분이 그쪽에서 일해서 허벌티를 먹으면 살 빠지는 데 도움이 된다고 해서 먹어봤었다. 두 가지 종류를 섞어서 먹었다. 한 달 기준이라고 해서 10만원의 비용을 지불했는데 막상 먹어보면 보름이면 끝났다. 그리고 물 값만 20만원이 들었다.

그런데 이번에 하게 되면 쉐이크도 함께 먹어야 하니 비용이 어마어마한 거였다. 월 50만원은 들 것 같았다. 돈이야 나중에 살 다 빠지면 더 이상 안 먹어도 되니까 비용은 생각하지 말자고 했다.

쉐이크가 식사를 대용하는 것이었다. 한 끼 내지 두 끼 식사를 쉐이크로 대신 하는 것이다. 쉐이크에는 칼로리가 일반식보다 적기 때문에 결국 덜 먹게 되어서 살이 빠지는 원리다.

비싼 비용과 시간을 들여서 한다고 가정을 해봤다.

그러면서 예전 지인의 행동이 떠올랐다. 이것저것 믹스를 해서 물어본 적이 있었기 때문이다. 종류는 여섯 가지인가 되는데 이것저것

섞으면 색다른 맛이 나서 질리지 않는다는 것이다. 그 말인즉, '결국은 질린다'는 이야기에 다름 아니었다. 그것도 뭐 잘 참고 먹는다고 가정을 하고, 원하는 체중까지 감량했을 때 허벌 대신 일반식 세 끼를 먹으면 요요가 올 수밖에 없는 구조다. 아니면 평생을 허벌 제품을 먹어야 할 것이다.

병원은 일단 몸에 안 좋은 약을 주니까 그건 상상도 안 해봤다.

결국 시중에 나와 있는 다이어트 관련한 제품이나 운동은 요요가 올 확률이 너무나 많았다. 블로그를 뒤져서 다이어트에 성공한 분들을 찾아서 봤다. 그런데 하나같이 평생 다이어트를 하거나, 아니면 모두 다 요요가 왔다고 했다.

다이어트의 완성은 결국 한마디로 정의를 감히 내리자면 '먹어도 안 찌는 몸'이라고 생각을 했다. 먹으면 안 찐다? 말이 안 되긴 하다. 하지만 정량만큼만 먹으면 안 찌는 게 과학적으로도 맞다.

위는 큰데 들어오는 음식의 양이 줄면 배고프니까? 그래서 어렵다고 하는 것 같다. 그렇다면 위를 줄이면 되겠네? 정말 가능할까? 해답을 찾아봤다. 사람 몸이란 것이 정말이지 신비 그 자체였다. 정답은 '네! 줄어듭니다.' 근육은 내 몸을 지탱해줄 만큼 필요하기 때문에 몸이 커지면 지방도 많아지겠지만 근육 또한 증가를 시키는 것이다. 반대로 이야기 하면, 몸이 작아지면 그만큼 이상의 근육이 필요 없어서 근육도 줄어든다고 한다. 장기 또한 쓸 데 없이 크고 작은 것이 아니고 사람의 체형에 맞춰서 알맞게 크고 작게 된다는 것이다.

그러면 위를 어떻게 줄여야 하나? 고민을 하기 전에 내린 결론은 일반식으로 1주일 내내 다이어트가 가능하다면? 그건 다이어트 하는 것이 아니니까 다이어트 끝이 난 거고.

요요? 일반식 먹고 감량을 하는데 무슨 요요가 오겠는가? 결론은 요요 없는 다이어트는 반드시 일반식으로 끝이 나야 한다는 것이다. 일반식으로 전환을 한 후에 살이 찌는 방법의 다이어트는 모조리 잘못된 다이어트라고 그때 생각을 해봤다.

일단 내가 정한 다이어트를 하면서 다이어트에 관한 연구는 계속했다. 당시에는 머릿속에 다이어트만 생각했었으니까, 또 재미도 있었으니 계속해서 찾아봤을 것이다.

요요 없는 다이어트의 결론은 해결을 했고, 그럼 다음 과정을 또 생각해 봐야겠다.

다행인지 불행인지 내가 고도비만이라서 15킬로 정도 감량했을 때였다. 처음엔 다이어트 하면서 체중이 10킬로 이상 빠질 땐 세상없이 좋았다. 그러나 좋았던 것도 잠시, 화장실에 비친 내 뱃살이 힘없이 축 처지는 게 아닌가. '이 나이에 벌써 처지면 안 되는데...' 머릿속이 복잡해졌다. 다이어트를 그만둘까? 수없이 생각했던 시절이었다.

풍선에 바람이 빠지면 쭈글해지는 것이 당연한 이치인데 사람이라고 해서 별수 있는 것이 아니었다. '젊은데 살 처지면 이상하니까 늦더라도 천천히 가자' 하고 맘을 푹 놓았다.

가령 83킬로그램으로 최저체중을 경신했다고 치면 먹고 싶은 것을 먹어서 1킬로 정도 증량했다. 그렇게 84킬로까지 증량 후 다시 목표를 세웠다. 82.5킬로까지 감량, 이런 식을 무한반복하다 보니 자연스럽게 먹고 싶은 것을 먹으면서도 게임하듯 하니 재미까지 있었다.

가늘고 길게 천천히 몸에게 시간을 줬더니 살 처짐이 없이 지금의 매끈한 몸을 만들 수 있었다. 처음 다이어트 기간을 15개월로 잡았고 천천히 느긋하게 다이어트를 했음에도 불과 8개월 만에 26킬로 감량 후 현재까지도 졸업체중보다 2킬로 낮은 75킬로를 유지하고 있다.

다이어트를 하면 체중을 기록한다. 오늘 체중, 내일 체중, 모레 체중을 계속해서 끊임없이 기록을 한다. 나는 기록할 때에도 일희일비하지 말자는 주의자였다. 1킬로가 늘든지 1킬로가 줄든지 크게 의미가 없잖은가.

목표 체중을 정했으면 그 만큼만 빼고 먹어도 안 찌는 몸이 되면,

다이어트는 더 이상 할 필요도 없는 것이다. 오늘 하루 빠져서 기분이 좋고 내일은 좀 쩌서 기분이 우울하고 하면 안 된다. 다이어트는 장기전이라고 생각한다. 어차피 오래 해야 할 다이어트인데 그 안에서 스스로 재미를 찾고 건강해지는 걸 느끼는 게 좋지 않겠는가. 그래야 보람도 있을 테고 자신감도 생기니, 다이어트는 행복하게 하는 것이 맞는 것이다.

세상에 요요 없는 다이어트가 없는 것이 아니다. 요요 오는 다이어트를 해서 그런 것이다.

일반식으로 다이어트가 가능한 이유는 공기밥 한 공기에 나물반찬 세 가지, 생선 한 가지만 평생 먹으면 하등 살이 찔 이유가 없어진다.

요요 없는 다이어트도 중요하지만 배가 고프면 다이어트를 오랫동안 할 수가 없게 된다.

어떤 걸 먹으면 살이 빠진다? 세상에 그런 다이어트는 없다. 안 먹어야 빠지는 것이다. 그런데 실제로 사람이 안 먹고 살 수도 없거니와 안 먹으면 안 된다.

내가 다이어트 할 때 머릿속에 항상 되새기던 말이 있다.

"몸에 나쁜 것은 가급적이면 먹지 않되 나쁘더라도 먹고 싶으면 먹자. 하지만 그냥은 먹지 말자."

이 말을 항상 새기면서, '정말로 내가 먹고 싶은 건가?' 사진을 찍으면서 한 번 더 생각하고 지금 안 먹어도 된다는 생각이 들면 먹지 않았다. 굳이 지금 먹고 싶지 않은 것을 먹고 살이 찔 이유는 더더욱 없으니까!

처음에 음료수를 끊고 맹물을 먹을 땐 물 먹기가 힘들었다. 그런데 지금은 음료수 먹는 사람을 보고도 먹고 싶기는커녕 저걸 먹으면 바로 포도당으로 바뀐다는 생각이 앞서게 되었다.

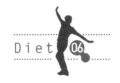

Diet 06

배고프지 않은 다이어트를 해라

뚱뚱하다 못해 고도비만이던 시절에는 아
침도 먹었는데 점심시간이 되기도 전에 배가 고팠다. 나이를 먹으면
먹을수록 그 배고픔은 점점 더 못 참을 정도가 되었다.

그런데 정말 배가 고파서 고픈 걸까? 사람이든 동물이든 누구나 태
어날 때 체지방 15퍼센트를 가지고 태어난다. 체지방 10퍼센트는 사람
이 살아가는 데 꼭 필요한 양이다. 나머지 5퍼센트는 만약을 대비해서
꼭 필요한 비상금 같은 것이다.

요양병원에 입원하신 어르신이 장기간 투병을 하실 때 보면 처음
입원했을 때 몸집과 돌아가실 때 몸집이 달라지신다. 처음에 뚱뚱한
몸으로 입원을 하신 어르신이 점점 말라가다가 별세를 하시는데, 이처

럼 사람 몸에서 생명을 지탱하게 해주는 영양소가 지방인 셈이다.

밥이나 밀가루, 설탕 같은 탄수화물이나 당이 우리 몸속에 들어오게 되면 1차 에너지원으로 포도당을 생성하고, 그 물질로 우리 몸이 원활하게 움직일 수 있게 연료가 되어 쓰인다. 우리가 먹는 단백질 또한 우리 몸에 들어오면 근육을 유지하게끔 도와주는 물질이다.

그렇다면 몸 안에 있는 체지방은 어떤 역할을 할까?

체지방 1그램 당 9칼로리의 연료로 바꿔준다. 먼저 탄수화물이 더 이상 몸 안에 안 들어오면 사람은 죽을까? 자동차에 기름이 떨어지면 자동차가 멈추는 것처럼 사람도 죽을까? 사람은 죽지 않는다. 탄수화물이 부족하게 되면 우리는 급한 대로 근육을 빌려 쓰기 때문이다.

다이어트 처음 하시는 분들이 2킬로가 빠졌다고 다이어트 경험자에게 말하면 '근육이 빠진 거겠지?' 라고 대답을 해준다. 다이어트 한두 번 해본 경험자들이라면 다 아는 이야기니까.

근육으로부터 빌려 연료를 태우는 기간은 그리 길지 않다. 그럼 사람은 죽을까? 사람은 안 먹는다고 쉽게 죽지 않는다. 물론 저체중인 사람은 굶으면 아플 수도 있다. 하지만 과체중인 사람은 쉽게 아프거나 죽지 않는다. 몸 안에 고급 영양성분을 가지고 있는 지방이 있으니까. 지방 1그램당 9칼로리니까 잉여지방 10킬로그램을 몸 안에 가지고 있는 사람은 9만 칼로리로 버틸 수 있다는 얘기가 된다. 버틴다기보다는 더 건강해질 수 있는 연료가 있는 셈이다. 성인 여성의 하루 총 대사량이 2천 칼로리라고 계산할 때 9만 칼로리면 약 45일 동안 물만 먹어도 건강엔 아무런 영양을 주지 않는 수치이다. 이 말을 반대로 이해하면 45일을 하루같이 매일 굶어야 체지방 10킬로그램이 감량된다는 이야기다. 성인 여성이 하루 1천 칼로리를 덜 먹게 된다면 90일이 걸려야 체지방 10킬로그램이 감소하는 것이다. 체지방 10킬로 감량하기가 참으로 어렵다는 계산이 나온다.

탄수화물이 몸 안에서 써야할 양보다 더 많이 쌓이게 되면 지방으로 저장이 되고, 그보다 과도하면 비만으로 이어지는 것이다. 반대로 적게 들어가면 체지방이 줄어든다.

이처럼 다이어트는 아주 간단한 원리이다. 더하기 빼기만 하면 살이 찌는 건지 빠지는 건지 알 수 있는 셈이다.

그러면 왜 다이어트 하기 전에는 아침을 먹었는데 점심시간이 되기도 전에 배고픔을 느꼈을까? 진짜 배가 고파서였을까?

우리 몸에는 배고픔을 인지하는 '그렐린'이란 물질이 있다. 반대로 배부름을 인지할 때는 '렙틴'이란 물질이 신호를 보내준다.

비만이 된 사람은 이미 신체 밸런스가 깨져서 인지를 못할 수도 있지만 그런 원인보다는 물을 먹지 않는 이유가 크다. 하루 한 잔의 물도 안 드시는 분을 종종 보게 된다. 그런데 사람이건 동물이건 밥을 안 먹어도 한 달 정도는 죽지 않지만, 물을 먹지 않으면 한 달은 커녕 며칠도 못가서 죽는다. 그런데 한 잔도 안 먹고도 사는 사람은 어떻게 된 걸까? 이런 경우는 음식에 포함된 수분으로 물을 대신 공급받아서 살 수가 있는 것이다.

이런 사람들에게는 공통된 특징이 있다. 비만이거나 몸이 붓는다는 공통점, 그리고 부기가 살로 간다는 말도 안 되는 변명을 한다는 점이다. 오랜 기간 잘못된 식습관으로 목마름 대신 배고픔을 느끼는 것이고, 어쩌다 물을 조금 먹게 되면 본인도 모르던 '만성탈수' 때문에 그로인해 몸이 붓는 걸 깨닫지 못한 것이다. 사람 몸은 수분이 2퍼센트만 부족해도 응급상황으로 인지해서 몸 안에 수분이 들어올 때 몸 밖으로 빠져나가지 못해 몸이 붓는 건데, 이걸 인정하지 않아서 "물 먹으면 붓는다. 부으면 살로 가는 체질이다."라고 생각을 하는 것이다.

몸이 붓게 되면 또 물을 마시지 않게 되고, 그러면 음식을 더 먹게 되니 당연히 살로 가는 것이다. 물 먹어서 몸이 붓는다면 물을 꾸준히 섭취해서 만성탈수에서 벗어나면 된다. 이처럼 다이어트의 기본은 물을 먹는 것부터 시작한다.

배고픔을 느끼는 이유 중 또 다른 하나는 탄수화물과 당 중독에 있다. 탄수화물 중독이나 당 중독은 같은 뜻이다. 몸 안에 들어가면 똑같이 포도당으로 바뀐다. 설탕이나 백미 또는 밀가루 모두 다 같은 단순

당이다.

과거에 잠이 잘 안온 적이 있어서 수면제 처방을 해달라고 하니 한 달 분을 주었다. 그러다가 두 번째 달에는 수면제보다 그냥 소주를 조금씩 마시고 잠을 청하라고 권했다. 술이 몸에 안 좋지만 수면제는 더 안 좋다는 거였다.

생각해보니 하나도 틀린 말이 아니었다. 술은 항상 그만큼만 먹지만 수면제는 그 양이 점점 더 늘어난다. 한 알이 두 알, 세 알로, 그러다 보면 내성이 생겨서 나중엔 한 움큼씩 먹게 될 것이 분명하다.

당 중독도 마찬가지다. 스트레스 받을 때, 기분이 우울할 때 단 것을 몸 안에 넣어주면 기분이 좋아진다. 그렇게 장기간의 잘못된 식습관으로 우리 몸은 당에 대한 내성이 생겨서 점점 더 과한 요구를 하게 되는 것이다. 당으로 인해 배고픔을 느끼다가 당을 안 넣어주면 자연스럽게 배고픔을 덜 느끼게 된다.

내가 담배를 어떻게 끊나? 술을 어떻게 끊나?

이런 고민 앞에서 술 담배 안 하는 분들은 이렇게 말할 것이다.

"뭘 어떻게 끊어. 지금부터 당장 안 먹고 안 피우면 되는 거지." 술 담배를 하는 사람들은 그 대답이 참으로 답답하겠지만 그 말이 바로 정답이다! 지금부터 안 하면 지금부터 끊는 것이다. 그러니 그 말이 정답인 것이다.

마찬가지로 당 또한 지금부터 안 먹으면 배 안 고프게 다이어트 할수가 있다. 먹는 양보다 더 많은 양을 요구하게 된다는 걸 알았으면 이제부터 안 하면 된다.

담배 중독, 알콜 중독, 마약 중독, 당 중독, 그 중에서 어떤 것이 가장 나쁜 중독일까? 어느 것이 낫다고 할 수 없이 전부 똑같이 다 나쁜 중독이다. 그런데도 지금과 같은 삶을 살 것인가? 아니면 지금과 정반대로 살 것인가? 이렇게 자문자답을 해보는 것은 어떨까? 세상에는 먹을 것이 너무나 많다. 하지만 먹지 말아야 할 것도 너무나 많다.

나중에 하지, 여유 있으면 하지? 우리가 살면서 나중에 여유가 있어 본 적이 단 한 번이라도 있었던가? 지금하지 않으면 안 된다. 나중은 없으니까.

그나마 당 중독은 다이어트가 끝이 나면 다시 언제고 정량은 먹을수 있으니 잠시 잠깐만 참아 보는 것은 어떨까? 단맛이 생각날 땐 물을 마시면 건강해진다.

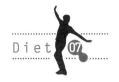

Diet 07

다이어트 식단과 지속성이 중요하다

과거 다이어트 전에는 식단 자체를 생각
하지 않았다. 눈에 보이면 먹고 있으면 먹고 없으면 사먹었다. 아침은
주는 대로 먹었고 회사 구내식당에서도 주는 대로 먹었다. 저녁은 술
안주 뭐 좋은 것이 있나 생각해서 먹었다. 한 20년을 이런 식으로 먹
다보니 먹는 즐거움도 몰랐고, 맛이 있는지 없는지 오롯이 술 먹는 저
녁만 식단 체크를 했다.

그 결과 고도비만이라는 네 글자를 선물로 받았었다.

다이어트 결심을 하면서 오랫동안? 아니 내가 원하는 체중을 만들
때까지 먹을 수 있으면서 간단하면서도 지속적으로 오랜 기간이 가능
한 식단을 체크해 봤었다.

여자들은 다이어트 할 때 블로그에서 누가 봐도 다이어트 음식이구나 싶은 식단을 찾아냈다.

아침은 두유에 바나나 아니면 고구마, 삶은 계란. 그리고 물은 보이차나 깔라만시, 핑거루트? 간식은 아몬드, 호두, 브라질넛트, 야채스틱. 점심은 다이어트 도시락. 저녁은 고구마 같은 간단한 걸로 하루를 생활하는 거였다. 그걸 보고 생각해봤다. 저 가운데 내가 택할 수 있는 식단은? 거의 없었다. 간식으로 먹는 야채스틱 정도라면 몰라도, 나머지 식단은 그대로 따라했다간 며칠 못하고 배고파서 포기할 수밖에 없는 식단이었다. 저녁에 소주를 마셔야 하는데 고구마 안주로 소주를 먹을 수도 없고 먹기도 싫었다.

아무리 좋은 식단도 내가 지키지 못할 식단은 나하고는 안 맞는 식단이니까 내 것을 만들어보자 생각했다. 그 대안이 자연식품과 기다림이었다.

아침은 간단히 먹을 수 있는 계란이나 사과 정도로 대체를 했다. 처음에는 사과 한 개는 쉽게 먹을 수 있었는데 나중에는 점점 사과 한 개를 먹기가 버거워졌다. 맛이 없는 것은 아닌데 버거워졌다는 것은 아마도 위가 줄었다는 것이 아닐까 싶었다.

다행인지 불행인지 몸이 100킬로가 넘었으니 총 대사량도 3천 칼로리 정도는 되었다. 그러니 남들보다는 많이 먹을 수 있어서 좋았다.

계란을 네 개쯤 챙겨 나와서 배가 고프기 전 9시에 한 개, 11시에 한 개를 먹었다. 계란 한 입 먹고 물 한 모금, 또 한 입 먹고 물 한 모금... 이렇게 먹으니 배가 불렀다. 그렇게 간식을 마치면 점심으로는 순댓국을 자주 먹었다. 순대에는 당면이 있으니 순대 빼고, 흰쌀밥 빼고 달라고 했다. 그러면 고기를 조금 더 줬다. 이미 반도 안 먹었는데 배가 터지고 찢어지려고 했다. 그렇지만 배가 불러도 억지로 다 먹었다. 먹으면서 이런 생각이 처음으로 들었다.

'배부른 고통이 배고픈 고통보다 크네?' 그러면서 배부르면 고통스러운 걸 알려줄게. 그동안 배부르게 살았으니 이 정도 고통은 달게 받아라 하고 내 스스로에게 주문을 걸었다.

그래서 그런 건지 우연히 그런 건지 신기하게도 다이어트를 시작한 후 한 달 뒤에는 내가 스스로 놀랄 만큼 '식탐'이 어마어마하게 줄었다.

다이어트 전에 내 몸은 음식을 다 먹기도 전에 짜증이 났다. 다 먹기도 전에 배가 고픈데 음식이 없어지는 것이 속상하기까지 했다. 그랬던 나인데 이젠 배불러? 조금만 먹어도? 이런 생각이 나기 시작했다.

다이어트 하는 내내, 배가 불러서 좋기보다는 어떤 날엔 고통이 느껴지니 자연스럽게 만복상태보다는 공복상태가 더 좋았다. 많이 먹으려고 빨리 먹던 습관이 나도 모르는 사이에 천천히 먹는 연습을 한 셈이 되었던 것이다. 천천히 먹다보니 음식에서 못 느끼던 맛도 느끼고

'렙틴'이 잘 전달되어 배부름 또한 신호를 올바르게 받게 되었다.

다이어트 초반에는 일부러 배가 터질 것 같아도 배 상태 불편한 것을 느끼려고 억지로 먹었지만 다이어트 한 달 후부터는 절대로 그렇게 먹지 않았다. 대신 적당히 먹고 배부름을 느끼지 못하면 10분 후에 다시 먹으면 되니까 10분 동안 기다려 보고 더 먹고 싶지 않으면 먹지 않았다. 언제든지 배부른 신호를 받으면 수저를 놓았다.

내가 삼겹살에다 버터 두 조각을 먹으니 사람들이 고지방 다이어트 하냐고 물었던 적이 있었다. 그 질문을 받고, 고지방은 적어도 지방비율이 51퍼센트 이상인데 나는 고지방 하지 않는다고 했다. 그냥 탄수화물과 당을 자제하는 것이라고 말했다. 식용류보다는 올리브유가 좋아서 먹는 것이고, 설탕커피보다는 버터커피가 더 좋을 것 같아서 먹는 거고, 삼겹살은 먹었지만 버터나 올리브에 굽지 않았다고 대답을 했었다.

순댓국을 먹었을 때엔 버터를 넣지 않고 순댓국만 그대로 먹었다. 저탄고지 방송을 보면서 혈관이 막혀서 죽을 것 같아 싫었지만 어떤 방송의 다이어트 방법이 전부 틀렸다고 생각하진 않았다. '지방의 역습'을 보고 참고 정도만 했을 뿐 실제로 하지는 않았다. 만일 했다고 하더라도 다이어트 기간 244일 동안 지속적으로는 못했을 것이다.

탄수화물 다이어트의 이론은 '과거처럼 먹어라' 이다. 80년대 초반만 하더라도 비만인구가 많지 않았다. 그때처럼 먹으면 반드시 빠지겠지만 그게 어디 쉽겠는가?

단백질 다이어트 또한 이론은 좋다. 운동하고 건강에 좋지 않은 소금 덜먹고 하면 살은 빠지겠지만 음식이 맛이 없지 않은가? 그래서 이것도 어렵다고 생각했다.

의사 세 분이 나와서 하는 토론을 보면 전부 말장난에 지나치지 않았다. 세 사람이 따로 토론을 하고 장점만 골라서 이야기해 주면 될 것을, 어느 한 사람도 양보가 없는 거다.

적당한 탄수화물과 적당한 단백질, 적당한 포화지방을 먹어야 하는 것을 누가 모르나? 아무리 의사가 아니라도 다이어트 실패자들까지도 다 알고 있는 상식이었다.

"지나치게 먹었고, 그랬기에 비만이 되었어요." 그러면 적당히 먹고 건강한 걸 먹으라고 말하면 될 걸 각자 자기주장만 펼치니... 대화는 계속 평행선을 달리고, 나는 급기야 TV를 부술 뻔했다.

예전부터 다이어트에 정답은 있다.

적당한 운동과 단백질, 탄수화물, 지방 과하지 않게 적절히 먹으면서 나쁜 음식 안 먹으면 그 자체가 다이어트이다. 하지만 사람이니까 가끔은 나쁜 것도 먹고 과하게도 먹고 덜 먹는 날도 있는 것 아닌가. 사람이 자동차처럼 기계도 아니고 매일 어떻게 같은 걸 먹나? 먹어도 살이 안 찌는 몸을 만들 수 있는 비법을 제시했더라면 이야기는 끝났을 것이다.

다이어트 한 달 후부터 일반식을 자주 접했다. 평일 아침에는 사과를 먹고 점심은 두부, 햄, 버섯을 구워서 구내식당에서 나오는 국하고 같이 먹었다. 굳이 점심을 먹고 싶지 않을 때에는 단감 한 개로 때우고, 저녁에는 삼겹살이나 해산물 종류에 소주를 먹었다.

평소에 먹고 싶은 것을 생각해 두었다가 주말에는 그 음식을 꼭 챙겨서 먹었다. 주말에 외식은 한 번을 할 때도 있고 네 번을 할 때도 있었는데, 그건 먹고 싶은 종류에 따라 찾아 먹었다. 어차피 다이어트 식단이라고 따로 제시한 건 없었다.

나쁜 음식이 아니라면 어떤 음식이건 먹으면 된다.

다이어트 할 때 절대 굶지 말자는 생각도 있었다. 건강해지려고 다이어트 하는 건데 다이어트를 통해서 건강이 나빠지면 안 되니까.

다이어트 기간을 넉넉히 잡고 지속가능한 식단을 한다면 누구나 얼마든지 원하는 체중 조절이 가능하다.

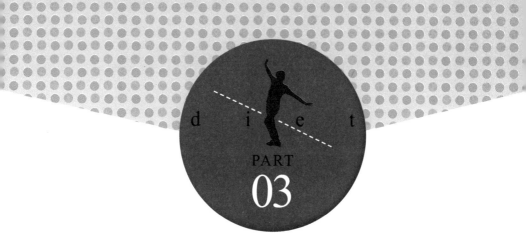

d   i   e   t

PART

03

다이어트는 운동과
상관없다

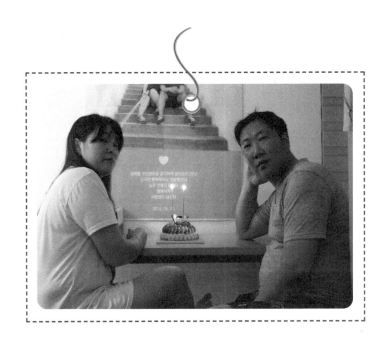

"다이어트 실패가 반복이 되면 사람 몸은
점점 더 빠지지 않는 몸으로 변하기 때문에 오히려 손해를 본다.
그러니 살을 빼려면 운동을 안 하는 것이 좋다.
실패할 운동 다이어트로 시간과 열정을 허비할 바에는
차라리 잘못된 식습관을 개선하는 건 어떨까."

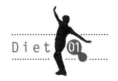

살 빼려면 운동하지 마라

다이어트 결심을 하면 제일 먼저 떠오르는 게 '운동'이다. 한때는 나 또한 그렇게 생각했었다.

4년 전쯤이었다. 언제나 다이어트에 관심이 많았던 아내가 퇴근 후에 같이 걷자고 제안을 했다. 병원에서 하는 다이어트는 요요가 온다고 이번엔 운동으로 다이어트를 해보겠다고 했다. 그러면서 의왕에 있는 '왕송호수'가 걷기 좋다고 했다. 당시 집에서 차로 10분 거리이니 적당하게 좋을 것 같았다. 가벼운 옷차림에 각자 한 손에는 물병을 들고 걷기 시작했다.

왕송호수는 어떻게 걷느냐에 따라 한 바퀴 걷는데 40분도 걸리고 혹은 그 이상 걸리기도 하는데, 우리 부부는 40분 코스를 두 바퀴 돌기로 했다.

처음 출발할 땐 가볍게 걷다가 몸에 땀이 나면 좀 더 빠른 걸음으로 걸었다.

아내는 신장에 비해 체중이 나보다는 많이 나가는 편이었다. 나는 키 180센티에 체중은 98킬로, 아내는 키 165센티에 체중이 92킬로 나 갔으니까 아내가 나보다 더 비만이었던 셈이다. 그러니 좀체 따라오 질 못했다. 나는 중간 중간에 쉬면서 기다리고 아내가 오면 또 걷고 그렇게 호수 두 바퀴를 돌고 운동을 마무리했다. 그리고는 가까운 마트에서 오이를 각자 한 개씩 사서 그걸로 저녁식사를 대체했다.

나는 다이어트 할 생각도 없었는데 얼떨결에 같이 한 셈이 되었다.

그렇게 1주일이 지나고 체중은 1킬로 남짓 감량이 되긴 했다. 하지만 그 후 비가 오면 운동을 못하고 날씨가 궂으면 못했다. 못했다기보다는 솔직히 말해서 안 했다고 하는 것이 맞는 말이긴 하다. 다이어트 하면서 핑계는 있을 수가 없다는 걸 잘 알고 있기 때문이다.

다이어트 하는데 약속이 있다, 결혼식을 가야한다, 조문(상가집)에 가야한다, 회식을 가야한다, 여행을 가야한다, 돌잔치에 가야한다, 친구모임이 있다 등등 세상에 이유를 만들려고 하면 1년 365일 매일 다른 변명을 댈 수도 있다. 이런 약속이랑 다이어트랑 무슨 상관이 있나? 운동으로 다이어트를 하든지 식단 다이어트를 하든지 약속이나 사정은 다이어트와 전혀 상관이 없다.

결혼식에 가면 누가 억지로 먹으라고 하는가? 오로지 본인이 먹고 싶어서 저마다의 이유로 변명을 대는 것이 맞다. 그런 변명을 댈 거라면 평생 다이어트 못하니 처음부터 시도를 안 하는 게 맞다고 난는 생각했다. 할 거 다 하면서 다이어트가 쉽게 된다면 이 세상에 뚱뚱한 사람은 하나도 없을 것이다.

남들처럼 살고자 한다면 남들처럼 살면 안 된다. 그리고 다이어트를 하면서 사회생활에 지장이 있으면 안 된다. 먹고 사는 것이 제일 중요한 문제니까. 따라서 결혼식을 포함해서 일상적으로 있는 모임이나 잔치에는 안 갈 수가 없다. 가는 건 가는 거고, 먹는 건 먹는 것이다. 예를 들어 뷔페에 가더라도 살 덜 찌는 음식 위주로 먹으면 되잖은가.

아내와 처음 1주일 정도는 나름 노력을 했다. 그러나 이 핑계, 저 핑계 대면서 두 바퀴 돌던 걸 한 바퀴 로 줄이고, 오이로 저녁식사를 대신했던 식단도 바꾸었다. '운동을 했으니 좀 먹으면 되겠지?' 하고 자기합리화를 시키면서 기름진 음식, 밀가루 음식 같은 것도 주저 없이 먹게 되었다.

그러니 결과는 불을 보듯 뻔했다. 한 달 동안 운동을 했는데 체중이 빠지기는커녕 오히려 늘어나 있었다. 한 달이라는 귀한 시간을 낭비했고, 차로 이동하는 비용을 날렸다. 역시 우리 부부는 뚱뚱하게 살아가

야 한다고 자책을 하게 되면서 자존감도 날렸고, 결국 얻은 것은 하나
도 없었다.

그런데 과연 이 스토리가 비단 우리 부부만의 이야기일까?

운동과 식단을 병행하기가 쉽지는 않다. 운동하는 것은 몹시 지루
하고 힘들다. 심지어 운동하는 그 시간에도 뭐가 먹고 싶다는 생각을
하게 되고, 운동을 마치면 미치도록 먹고 싶어진다. 그러니 과연 운동
다이어트로 정상 체중이 오는 기간까지 지속할 수 있을까?

이건 불가능에 가까운 다이어트 방법이다. 이 운동 다이어트로 성
공할 수 있는 분은 직업으로 먹고 사는 사람 즉 트레이너나 연예인 정
도만 가능하다. 날씬한 걸로 먹고 사는 사람은 그 몸이 안 되면 인기가
떨어지기에 이를 악물고 하는 것이다.

물론 직업으로 삼고 사는 사람 말고 일반인 중에도 운동으로 감량
한 사람은 '무수히' 까지는 아니어도 적잖이 볼 수가 있다. 그러나 그
런 분들은 시간이 많은 사람들이 대부분이지 직업을 가진 분들, 특히
직장을 가진 맞벌이 부부는 아이도 케어를 해야 하니 더더욱 어렵다.

75킬로 나가는 여성이 한 시간 동안 쉬지 않고 죽어라 달리면 500
킬로칼로리 정도의 체지방을 태울 수 있다. 체중으로 환산하면 55그
램 정도 감량이 가능한 셈이다.

이렇게 한 달 내내 죽어라 달리면 관절에 무리만 올 테니 나라면 피자 한 조각을 안 먹고 운동을 안 하겠다. 오랜 기간 다이어트 하지 않을 것이면 운동 다이어트는 절대로 안 하는 것만도 못하다.

운동을 좋아하는 사람 중에 비만인 분들도 있겠지만 보통 헬스장에 가보면 두 종류의 사람이 있다. 첫째는 정상체중인 사람, 그리고 둘째는 비만인 사람이다. 이 중에서 정상적인 체중인 사람은 운동이 좋아서 오랜 기간 했거나 몸만들기를 하는 경우이다. 이런 분들은 오랜 기간 할 수가 있다. 본인이 오랜 기간 해왔고 또 몸을 만들고 싶다는 의지로 왔기 때문이다. 무엇보다 체중이 정상으로 나가니 비만인 사람들보다 몸이 덜 아파서 견딜 만할 것이다.

헬스장에서 PT를 받으면 식단도 함께 제공해 준다. 그런데 일반식을 먹다가 바로 그 식단으로 바꾸면 세상 맛없는 식사를 경험하게 될 것이다.

운동하면서 힘들다는 느낌이 들면서 몸은 여기저기 아프고 지루하다. 또 먹고 싶은 것은 왜 그렇게 많은지, 먹고 싶다는 욕구를 계속해서 눌러 보지만 한계가 온다. 그러니 그것도 매우 빠른 속도로 석 달을 넘기지 못하고 포기하게 된다.

트레이너들 몸을 보면 참 멋지고 예쁘다. 예쁘고 멋진 몸인 것은 인정한다. 하지만 절대 건강한 몸은 아니다. 식스팩을 가진 트레이너들은 전부 아픈 몸이거나 곧 아플 몸이 된다. 직업이다 보니 보여줘야 하고 그래서 그 몸을 만들고 있지만, 체지방이 10퍼센트 밑으로 떨어지면 영양결핍 상태가 되어 본인이 먹어야 할 양을 비롯해 영양제도 한 움큼씩 먹게 된다.

보디빌더라고 해서 일생 그 몸을 유지하는 것이 아니다. 평소에는 체지방 10퍼센트 이상으로 유지를 하고 있다가 대회 날짜에 맞춰서 몸을 만든다. 심지어 대회 전날부터 대회 당일까지는 윤곽이 사라질까봐 물조차 제대로 먹지 못한다.

다이어트는 지속성을 가지고 해야 하는데, 이런 포기할 수밖에 없는 다이어트는 처음부터 안 하는 것이 좋다.

다이어트를 시작해서 실패가 반복이 되면 사람 몸은 점점 더 빠지지 않는 몸으로 변하기 때문에 오히려 손해를 본다. 그러니 살을 빼려면 운동을 안 하는 것이 좋다는 얘기다.

운동이 정말 하고 싶으면 다른 방법으로 체중을 감량한 후에 시작할 것을 권한다. 그렇게 운동을 하면 건강에도 도움이 되고 몸에 탄력도 생기고 심폐능력 향상, 혈액순환, 뼈 건강 등에 도움이 된다. 심지어 운동이 재미있을 수도 있게 된다.

오로지 쌀 빼는 목적으로만 운동을 하면 영원히 운동의 재미를 못 느낄 수 있을 것이다. 사람은 반드시 많건 적건 적당하건 운동을 해야만 건강하게 오래 살 수 있다. 하지만 그 목적의 전부가 '체중감량'이라면 운동은 안 하는 것이 좋다는 것을 내 경험상 말씀드린다.

실패할 운동 다이어트로 시간과 열정을 허비할 바에는 차라리 잘못된 식습관을 개선하는 건 어떨는지 조심스럽게 묻고 싶다.

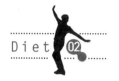

다이어트에 돈 쓰지 마라

다이어트를 하려면 비용을 먼저 생각하지 않을 수가 없다. 예뻐지고 싶고 날씬해지고 싶어서 장기간 해야 하는데 공짜로 할 수는 없다고 생각한다. 하지만 돈을 쓴 만큼 다이어트가 된다면 이 세상에 뚱뚱한 사람은 없을 것이다. 돈을 쓴 만큼 다이어트가 되는 것이 아니라 돈을 쓴 만큼 몸이 아프고 오히려 살이 찐다면 어떻게 생각하는지.

2017년 10월 9일, 39세 여성이 '다정다이어트'에 가입을 했다. 이 여성은 세상에 있는 모든 다이어트를 다 해본 것 같았다. 나에게로 오기 전에는 우울증 약을 복용하면서 자살하고 싶은 충동까지 생겨 큰일 날 뻔한 여성이다. 내 입장에서 보면 나는 그 여성처럼 뚱뚱했을 때에도 우울하지는 않았다. 왜냐하면 나는 내가 뚱뚱한지를 몰랐으니까 뚱뚱한 것에 대한 스트레스가 없었던 거였다. 만약에 내가 그 여성처럼 다이어트에 관심이 많아서 다이어트 할 때마다 점점 더 살이 찌고 몸이 아팠더라면 내 삶도 우울한 삶이 되었을지 모른다.

그 여성의 다이어트 삶을 한번 들여다보자.

울산에서 살던 시절 그녀의 출산 전 체중은 65킬로에서 68킬로 정도였다. 그러다가 2005년에 출산을 하면서 72킬로까지 체중이 불어나게 되었다. 그래서 처음 시작한 것이 요가였다. 그런데 살이 찌고 몸이 둔해지니 따라하기가 힘들었고, 체중도 감소하지 않았다.

그 다음으로 댄스 스포츠를 시작을 했는데, 댄스 스포츠는 재미도 있고 해서 2년 동안 할 수 있었다. 그 결과 6킬로 감량해서 66킬로까지 체중을 줄일 수 있었다. 하지만 더 이상은 감량이 안 되었고, 댄스 스포츠를 그만두니 전에 최고 체중이었던 72킬로그램을 다시 만나게 된 것이다.

그 후 입소문에 한약 다이어트가 좋다는 걸 들었다. 어지럽고 고통스러운 모든 걸 감내하면서까지 오롯이 살 빼겠다는 신념 하나로 버틴 결과 석 달 만에 8킬로를 감량할 수 있었다. 하지만 반 시체 같은 멍때림이 생기고 너무 힘들어서 더 이상은 지속할 수가 없었다.

한약을 안 먹게 되니 식욕이 폭발하여 단 2개월 만에 14킬로 폭풍 증량이 되었다. 결국은 한약 다이어트전보다 무려 6킬로가 더 쪄서 78킬로라는 최대 체중을 찍었다.

그 후 카복시 주사를 맞아도 봤고 HPL 시술도 해봤고 필라테스, 플라잉 요가, 또다시 카복시 등을 거치며 2013년까지 무려 8년 간에 걸쳐 다이어트를 했으나 78킬로에서 벗어나질 않았다. 뭔가를 하면 일시적으로 감량이 됐다가 안 하면 금방 찌고, 그냥 돈과 시간과 몸만 낭비한 셈이 된 것이다.

그 후 3년간은 '되는 대로 살자' 생각하고 먹고 싶은걸 먹고 살았는데, 신기한 것이 그래도 78킬로를 벗어난 적이 없다고 했다. 더 찌지도, 그렇다고 더 빠지지도 않고 계속해서 78킬로그램의 삶을 살았던 것이다.

울산에서 살던 그녀는 2016년 12월에 경기도 화성으로 이사를 오게 되었다. 화성으로 이사를 해서 생활하던 중 주위사람들로부터 '다이어트 좀 해라' '왜 이렇게 뚱뚱하냐?' 등등 살 빼라는 권유를 숱하게 받았다. 그런 스트레스를 견디다 못해 2017년 5월 9일 다시 병원약을 처방받아서 다이어트를 시작했다. 그때 체중이 78킬로였다. 병원 약을 처방받고 온갖 스트레스를 받으니 그렇게도 좋았던 부부 사이에 금이 가기 시작했다. 주위에서 부러워할 만큼 금슬 좋은 부부였는데, 잦은 부부싸움이 일어나고 그러다 보니 부부관계가 위태로운 상태가 되었다.

그러나 그 후로도 3개월 동안 독하게 한 결과 10킬로 감량해서 68킬로까지 다이어트에 성공했다.

병원 약을 먹을 당시에는 목마름이 너무 괴로웠다고 했다. 그렇게 참고 견디다가 점차 기운이 없어지기 시작하면서 '몸에 해로운 걸 알면서까지 오래 먹을 수 없다'는 판단을 내렸다. 그래서 8월 9일부터는 병원 약을 안 먹기로 결심을 했다. 그러면서 방송이나 매체를 통해, 혹은 입소문을 통해 다이어트에 좋다는 제품을 구매해서 먹었다. 카카오닙스, 히비스커스, 산미나리씨환, 보이차, 양파초절임 등을 먹으면서 저녁은 굶었다.

한 달을 그렇게 버티니 체중은 68킬로를 유지할 수 있었으나 과거의 경험으로 봤을 때 다시 살이 찔까 두렵다 못해서 강박증이 생겼다. 과거로 돌아가는 것이 너무나 무서웠다고 했다.

다이어트 종류에는 오직 두 가지 밖에 없다. '체중감량'과 '유지하기' 외엔 다른 특별한 방법이 없다.

이 여성도 역시나 살이 찔까 두려워했다. 체중을 유지하기 위해서 9월 9일부터는 지난날처럼 온갖 다이어트에 좋다는 식품을 먹기 시작했고, 저녁은 항상 굶으면서 3개월에 33만원 하는 점핑 다이어트 운동을 병행했다고 한다. 힘들고 배고프고 먹고 싶다는 욕구가 생겼지만 그래도 이때까지는 잘 견디며 참았다고는 것이다. 하지만 2017년 10월의 연휴는 그녀를 슬픈 나락으로 빠뜨리고 만다.

긴 연휴에 명절이 겹치니 안 먹을 수 없는 분위기가 조성되었다. 그동안 먹지 않고 눌러버린 몸을 생각해서 조금만 먹으려고 무던히 애를 썼지만 연휴 중반의 체중은 이미 70킬로가 되어버렸다.

그러자 다시 예전 체중 78킬로그램으로 가는 건 아닌지 불안을 떨칠 수가 없었다. 다시 과거로 돌아가면 어쩌나 생각하니 우울해졌다. 그토록 힘들게 5개월이라는 기간 동안 68킬로를 만들고 유지했는데, 증량되는 체중을 보니 자괴감에 빠져들었다.

그렇게 긴 연휴가 끝이 나고 마침내 2017년 10월 9일 나에게 상담을 하러오게 되었다.

한참의 상담 끝에 그녀에게 물었다. "이해는 합니다만, 왜 그렇게 힘들게 사셨죠?" 그러자 돌아오는 대답은 "예뻐지고 싶어서요."였다. 12년 동안 그렇게 열심히 다이어트를 하면서 살았는데 "예뻐지셨나요?" 하고 다시 묻자 제대로 대답을 못하고 주저했다. 그래서 내가 그 여성에게 한 말은,

나는 아무런 물건도 팔지 않습니다!

나는 어떠한 운동도 시키지 않습니다!

나는 어떠한 다이어트 제품도 못 먹게 합니다!

나는 어떠한 일이 있어도 굶게 하지 않습니다!

나는 어떠한 일이 있어도 먹으면서 다이어트를 시킵니다!

나는 어떠한 일이 있어도 배고프게 다이어트를 시키지 않습니다!

"하지만 나는 다이어트 비용 69만원을 받을 겁니다. 대신 힘들거나 감량이 되지 않으면 받은 돈을 즉시 돌려드리죠."

"일단 먼저 해보시고 '다정다이어트'가 좋다고 생각되면 하시면 되고, 어느 것 하나라도 불편하면 안 하시면 된다."고, 손해 볼 게 없으니 해보자고 내가 이야기를 했다.

그 여성의 입장에서 보면 황당하기 그지없는 얘기였다. 세상에 그런 다이어트 방법을 듣지도 보지도 못했을 뿐더러 그런 것이 가능하긴 해? 이 사람 사기꾼 아니야? 만약에 그런 사람이 있다면 '다이어트 신'일 텐데?

나중에 들은 얘기지만, 처음엔 별의별 생각이 다 들었지만 일단 해보고 결정을 하라고 하니 단순하게 생각했다고 한다.

그래서 그 여성은 어떻게 되었을까?

단 60일도 채 안된 기간에 무려 10킬로그램을 감량했다. 현재 58킬로에서 여자 미용체중인 54킬로를 향해 달려가고 있다. 배고프지 않았기에 가능했던 다이어트였고, 심지어 배부르다 노래를 부르면서 다이어트를 했다. 지난 12년간 그녀가 미치도록 죽을 만큼 힘들어 했던 그 다이어트를, 내가 두 달도 안 된 시간에 해냈다. 물론 그녀의 의지가 남들하고는 달랐던 점도 크게 한몫 했을 것이다. 그만큼 다이어트라면 치가 떨릴 만큼 힘든 시간이었겠지만, 그 여성은 지금 사는 것이 즐겁다고 한다. 그녀는 현재 다이어트 전도사가 되어 행복한 생활을 하고 있다.

돈이 드는 다이어트를 하게 되면 반드시 요요가 오고 나중에는 더 큰 상실감에 빠질 것이다. 부디 비싼 비용을 들이지 말고 작은 습관을 하나 둘씩 고쳐 나가시기를 바란다. 그러다 보면 반드시 먹어도 안 찌는 완벽한 몸이 될 수 있다. https://blog.naver.com/hojealee88 카테고리 : 다이어트 하기 2018. 1. 29 참조.

나는 비용을 받긴 했지만 내가 특별히 뭘 해준 것은 없다. 본인 스스로 돈 쓰는 다이어트를 하지 않고도 얼마든지 할 수 있게끔 조언만 해준 것뿐이다. 다이어트는 본인 스스로 하는 것이고 어느 누구도 대신 살을 빼 줄 수가 없는 거라 생각한다.

비용을 내면 적어도 그게 의지가 된다. 만약에 내가 지도하는 다이어트 방법 또한 어려워서 못 따라온다고 하면 나는 예전에도 그래왔고 지금도 그렇고 앞으로도 마찬가지로 비용을 전액 환불해 드릴 것이다.

많은 사람들이 내게 질문을 한다. 왜, 카톡만 하는데 돈을 받나요? 그럴 때면 나는 이렇게 이야기한다. "감량한 체중을 돈 내고 사셨다고 생각하라"고. 그렇기 때문에 감량이 안 되면 내가 돈을 받을 이유가 없는 것이다!

내 책을 읽고 나면 반드시 단 한 명이라도 감량해서 새로운 인생으로 행복하게 건강하게 살아갈 수 있기를 바란다. 아마도 그런 분이 있을 것이라고 믿어 의심치 않는다. 내가 이 책을 쓰는 이유가 바로 여기에 있고 그것이 곧 내 소명이다. 그러므로 가는 길이 멀더라도 정직하게 가야한다고 나는 생각한다.

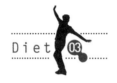

Diet 03

시간을 따로 쓰지 마라

인생의 우선순위가 다이어트인 사람은 없지 않을까?

다이어트 전에 나는 가끔 "살 좀 빼야하지 않을까?" 하는 지인의 조심스러운 질문을 받았다. 그럴 때면 나는 일도 해야 하고 약속도 많은 사람이고 주말에는 아내와 데이트도 해야 하고 친구도 만나야 하기 때문에 어렵다고 했다. 무엇보다도 술을 좋아하는 사람으로서 '오늘은 뭐랑 한 잔 하지?' 이런 생각을 매일 했던 나였기에 이런 사람이 무슨 다이어트를 해? 하고 말았다.

다이어트는 돈 많고 시간이 많은 사람들이 하는 건 줄 알았다. 뉴스에서도 가난한 사람이 비만일 확률이 높다는 기사를 본 적이 있었던 터였다. 가난하면 밀가루만 먹고 부자는 소고기만 먹어서 그런가? 생각하고 웃어넘겼지만 돈 많은 사람은 아무래도 관리를 하니까 그런 거라고 생각만 했었다.

실제로 30킬로를 감량한 사람으로서 나는 회사에 다니는 영업부 부장이다. 나는 시간이 많아서, 돈이 많아서 다이어트를 한 사람이 아니다. 나는 결혼도 일찍 하는 바람에 애를 키우다 보니 돈도 없었고, 영업을 하는 사람이니 시간은 더더욱 없었다.

내 평일 업무는 주로 사람 만나는 일이다. 사람을 찾아가 만나면 우선 커피부터 내어 준다.

점심시간이 되면 식사 제의가 들어온다. 저녁에는 스크린 골프를 치거나 술자리 약속이 있다. 주말에는 거래처의 각종 결혼식 참석을 도맡아 한다. 회사가 그리 크지 않다보니 영업부 직원은 내가 유일하다. 더군다나 규모가 작은 회사는 자기 소속대로만 일 하지는 않는다. 그래서 가끔은 1톤 트럭부터 4.5톤 트럭까지 운행도 하고, 회사 화단의 풀도 뽑는다.

사람이 결혼이나 돌잔치 같은 건 예고를 하지만 고인은 예고 없이 돌아가시니 언제고 연락을 받으면 상가에도 다녀야 한다. 1년 중 행사를 100군데는 가는 듯하다.

이처럼 다이어트 못하는 이유는 이 세상 어떤 것도 전부 변명거리다.

내가 시간이 이렇게 없고 돈도 없는데 감량을 못했나? 분명 30킬로 감량했다. 다이어트 기간 중 다이어트와 관련해서 단돈 100원도 쓰지 않았다. 오히려 맛집 다니고 여행 다니면서 쓴 돈이 많고, 무엇보다 사계절 옷을 전부 싹 다 바꾸느라 돈이 많이 들었다. 10킬로 정도 감량할 때 옷 바꾸고, 18킬로 감량할 때 옷 바꾸고, 25킬로 감량할 때 옷 바꾸었으니 다이어트 하면서 돈이 많이 들기는 했다.

다이어트를 돈 주고 할 것인가? 다이어트 후 자기계발비에 돈을 쓰겠는가?

다이어트를 돈 쓰면서 하는 건 아니라고 얘기했으니 이제 시간을 따로 내지 말라는 말을 해야겠다.

아가씨나 백수는 다이어트에 시간을 들일 수 있다. 물론 쓸 데 없는 시간을 들이는 것이지만 말이다.

시간을 들이는 다이어트에는 뭐가 있을까? 내가 가야하는 다이어트는 전부 시간을 따로 내서 하는 다이어트이다. 그 시간에 자기계발을 해야 하는데 너무나도 아까운 시간이다. 영어 단어 한 개라도 더 외우거나, 취미생활을 하거나, 책을 읽거나, 영화를 보거나, 시간이 없어서 그렇지 할 일은 너무나 많은 세상이다.

다이어트 감량에 성공을 하고 유지를 잘 하는 사람은 상관없는 이야기지만 그런 소중한 시간에 대부분이 돈 들이고 열정을 들이고 소중한 시간까지 내어가면서 얻은 결과물이 없다면 너무 억울하지 않겠는가?

그 나마 백수나 아가씨들은 시간을 내어줄 수나 있지만, 아이를 케어해야 하고 남편을 케어해야 하는 사람들은 그 시간조차도 내어줄 수가 없다. 거기다 맞벌이를 하는 주부라면 더더욱 시간을 내어줄 수가 없다. 고작 다이어트가 뭐라고 가정을 소홀히 하면서까지 할 필요는 없지 않겠나.

혹여 시간이 있다고 한들 힘들게 운동을 마치고 집에 와서 힘들 텐데 먹을 것이 얼마나 생각날 것인가. 참는 것도 하루, 일주일, 한 달이다. 두 달만 참아도 아주 잘 참는 건데 결국 결과물은 하나도 없다.

다이어트도 해야 하고, 집안일도 해야 하고, 직장도 다녀야 하고, 시댁 모임에 친정모임도 해야 한다. 친구 결혼식도 가야하고, 세상을 살아가려면 기본적인 건 하고 살아야 하는 게 맞다.

다이어트를 하는 데는 이유가 없다고 말했지만 다이어트를 못하는 기본적인 이유는 본인 스스로에게 있는 것이다. 본인이 그 이유를 가장 잘 안다.

내가 다이어트 할 적에는 먹고 싶은 건 다 먹었다. 먹기 위해서 다이어트를 하는 거라 생각했고, 안 먹기 위해 다이어트를 할 거라면 그냥 안 먹으면 되지 왜 따로 굳이 다이어트를 하는가 생각했다.

거래처 결혼식도 회사 일이니 가야했다. 결혼식에 가면 보통 피로연이 뷔페로 되어있다. 그 때도 음식 종류를 가리지 않고 먹었다. 다만, 가장 먹고 싶은 순서대로 한 개씩만 담았다. 그런 식으로 한 접시만 담아서 먹었다. 한 개 먹고 물 한 모금으로 입을 헹궜다. 헹군 물을 따로 버린 건 아니고 그대로 마셨다.

그런 식으로 먹다보니 마치 소믈리에처럼 미식가가 되었다.

다이어트 전에는 뷔페에 가면 다섯 접시, 여섯 접시씩 먹고 돌아와서 배는 터질 지경인데도 꼭 내가 이기고 온 것처럼 기뻐한 적도 있었다. 지금 와서 생각하면 참으로 어처구니가 없는 꼴불견인데 말이다.

뷔페에서 한 접시를 먹고 나면 10분 후쯤 배가 부르지도 않고 고프지도 않고 아주 편안한 상태가 되었다. 이젠 음식 맛도 알게 되고 배도 편안하니 소화가 안 될 이유가 없었던 거였다.

다이어트 하기 전에는 그렇게 체기도 자주 나타났었는데 다이어트를 시작한 이후에는 단 한 번도 체기를 마주친 적이 없다.

몸이 점점 건강해진다는 걸 느꼈고, 정신적으로도 과거와 큰 차이가 생겼다. 다이어트 전에는 사람 마음이 조급했었다고 표현을 한다면 다이어트 후에는 내 마음이 너그러워지고 있음을 느꼈다. 금방 화가 나도 스스로에게 다스려지고 내 스스로가 관대해졌다.

공개 다이어트를 하다보니 그간 뚱뚱해서 걱정을 해주던 거래처 분들 그리고 내 친구와 지인들이 "그래, 잘 결심했어. 잘 해봐."그러면서 불필요한 약속은 안 잡아주었다.

진짜 필요한 약속이 있을 때는 나에게 메뉴 선택권을 주었다. 그 덕분에 매번 약속 때마다 오리고기, 삼겹살, 보쌈, 족발 위주로 먹을 수 있었다.

아내와 영화를 볼 때는 팝콘과 콜라 대신 반건조 오징어를 버터에 구워서 탄산수 한 통이랑 들고 데이트를 했다.

놀러가서는 안 먹기가 힘들었다. 먹는 것도 여행인데 그 지역 맛집 한두 군데 정도는 가줘야 한다. 그게 여행의 참맛이니까. 다이어트 초반에는 체력이 많이 떨어져서 일부러 걷는 여행을 자주 다녀왔다.

고도비만일수록 탄수화물 중독증세가 심하다. 심하면 심할수록 체력이 많이 떨어진다. 그래서 천천히 걸으면서 사진도 찍고 아내와 대화를 많이 하니 금슬도 좋아지고 가정이 점점 행복하고 화목하게 바뀌게 되었다.

살을 빼려면 먼저 본인이 왜 비만이 되었을까? 되물어 보면 마음이 편안해진다. 정답이 그 안에 있으니까.

나는 시간이 없어서 못해, 난 먹는 걸 좋아해서 못해, 난 쌀은 끊어도 밀가루는 못 끊어서 못해 등등 이런 분들은 양심상 입에서 다이어트란 단어를 자제하는 게 맞다고 생각한다. 몸에게 미안한 마음으로 한 번쯤 생각해 보면 그런 말은 못할 것이다.

건강하려면 얼마의 시간이 들더라도 운동은 해야 한다, 운동과 관련된 일이 직업이라면 운동을 해야 하지만 그렇지 않고 오직 목표가 체중감량이라면 시간 버리고 돈 버리고 하는 일은 이제 그만 했으면 한다. 그 시간에 차라리 집안 일을 좀 더 하거나 다른 일을 알아보는 게 좋다.

나쁜 습관을 고치고 내가 마음을 달리 먹으면 얼마든지 일상 속에서 사람답게 살면서 반드시 다이어트에 성공할 수 있다.

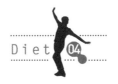

평생 딱 한번이면 충분하다

지긋지긋한 다이어트를 단 한 번에 끝낼 수 있다면 얼마나 좋을까?

사실 나 또한 다이어트를 해보기 전에는 다이어트를 한 번에 끝낼 수 있다고 생각해 본 적이 없다. 그런데 막상 해보니 다이어트를 하는데 배가 고프지 않았고 그렇기 때문에 244일 동안 지속적으로 할 수가 있었다. 그 결과물로 26킬로그램의 감량을 선물로 받았다. 물론 일반식을 하면서 다이어트를 마무리 할 수 있었고 지금도 일반식을 먹으면서 소폭 더 감량을 하고 있다.

다이어트 상담을 받아보면, 대다수 사람들이 너무 많은 시간에 걸쳐 다이어트를 해야 한다고 생각한다. 10년, 20년, 아니 평생을 했거나 하려고 한다. 다이어트의 끝이 정말 없을까? 다이어트는 반드시 끝을 봐야 한다. 매번 실패하는 다이어트를 하다보면 평생을 다이어트에 얽매어 살아야 한다.

식이조절로 다이어트를 하다가 실패를 하면 운동 다이어트로 다시 도전하고, 좀 하다가 이건 나랑 안 맞아 하면서 쉐이크 다이어트로 갈아타고, 또다시 실패하면 나랑 안 맞는다며 돌아선다. 그러다가 나는 의지가 없는 사람이니까 의학적 힘을 빌리자 하는 쪽으로 솔깃해진다. 몸에 안 좋은 걸 알면서도 약을 먹고, 약 먹으면 힘이 없고 짜증이 나지만 일단은 체중이 좀 빠지니 견뎌본다. 그러던 중에 약을 끊으면 다시 미친 듯이 먹어서 다이어트 전보다 오히려 더 찌고, 결국 이건 나랑 안 맞아 그러면서 실패한다.

이렇게 매번 실패하지 않으려면 어떻게 해야 할까? 나하고 안 맞는 다이어트 말고 나하고 맞는 다이어트를 찾아서 평생 다이어트를 하면 된다.

아기를 출산하고 살이 쪘다는 회원이 있었다. 그런데 그 분이 정말 아이를 출산하고 살이 쪘을까? 그렇게 생각하기 이전에, 임신 전에는 스스로 관리를 하다가 아이가 생긴 이후 관리를 못해서 그런 건 아닐까? 평소 안 먹던 음식까지 많이 먹고 그런 기간이 오래 지속되다 보니 위가 늘어나서 살이 찐 것이다. 살이 쪘다는 이야기는 위가 그만큼 커졌다는 뜻이다.

출산 후 임신 전 체중을 이야기하는 건 이치에 맞지 않는 말이다. 임신 전에 눌러놓은 체중과 임신 후 식욕상승으로 인해 살이 찌는 건 어쩌면 당연한 결과가 아닐까? 그러면 출산을 하고 난 후 왜 살이 잘 안 빠질까? 임신 기간, 출산 후, 몸조리 기간을 포함해서 많이 먹는 시간이 길어지다 보니 위는 점점 늘어났을 것이고, 그러는 사이 탄수화물 중독에 빠졌기에 쉽사리 먹는 걸 조절하지 못하는 것이다.

나도 원래는 처음부터 뚱뚱하지는 않았다. 어릴 때 가난하게 살았던 탓에 군것질도 못하고 집에서 주는 세 끼 식사가 고작이었다. 어릴 때 식단이라야 흰밥에 국, 나물 세 가지 정도가 다였다. 그러니 살이 찔 환경이 안 되었다. 고등학교 졸업 때까지 신장 180센티에 체중 56킬로 정도였으니 오히려 심각한 저체중이었다.

그러다가 사회생활을 하면서 돈도 벌고 하니 먹고 싶은 건 다 사먹을 수 있었다. 라면이 먹고 싶으면 먹고 김밥이 먹고 싶으면 먹고 분식도 마음대로 먹었다.

지금에 와서 생각해 보면 그래도 다행인 건 엄마랑 같이 살다보니 아침은 거르지 않고 차려주셔서 살이 덜 쪘던 것 같다. 졸업 후 1년 만에 한 5~6킬로 정도 살이 쪘지만 그렇게 기분이 좋지는 않았다. 사실 그 당시 나의 가장 큰 고민과 꿈은 살이 좀 쪄야한다는 것이었다. 여자들이야 마르면 마를수록 좋아하지만, 남자가 키 180센티에 너무 마르면 없어 보인다. 그 당시 내 별명은 '달심' '이디오피아' '멸치' 등이었다. 세상의 온갖 마른 것들이 내 별명이었다.

키가 있으니 욕심으로는 몸무게가 80킬로 정도면 딱 좋겠다 싶었지만, 그건 평생 갈 수 없는 체중이라 여겼고 그냥 70킬로라도 됐으면 하는 심정이었다. 그렇게 생각 없이, 또는 의도적으로 많이 먹으려고 노력한 결과 결혼 후 2년쯤 지날 무렵에 체중이 70킬로가 되었다. 의도대로 살은 쪘지만 여전히 기쁘지는 않았다. 살은 쪘는데... 아, 글쎄 그게 배만 왕창 나온 거였다. 왜 그런 사람 있잖은가. 몸은 말랐는데 배만 볼록 나온 사람. 내가 딱 그 꼴이었다.

서두에도 말했듯이 결혼을 일찍 한 대가로 먹고 살기 바빠서 몸에 신경을 안 썼는데 결국은 체중이 90킬로를 돌파했다.

곰곰이 생각해 보면 내가 임신한 사람과 다르지 않은 삶을 살아왔었다. 그리고는 알게 되었다. 세상에는 살 안 찌는 체질이 없다는 사실을. 그렇다, 맞는 말이다. 나는 30킬로 감량도 해봤고 최대 50킬로 증량도 해본 사람이다. 둘 다 해본 결과 세상에는 안 빠지는 체질도 없고 안 찌는 체질도 없다는 걸 알게 되었다.

누구나 꾸준히 많이 먹으면 찌고 꾸준히 덜 먹으면 빠진다. 그리고 거기에는 공통점이 있다. 일단 돈이 많이 들어간다. 반면에 다른 점도 있다. 빼거나 찌거나 두 가지 다 해본 경험으로 봤을 때, 감히 말하지만 살찌는 데 걸리는 시간은 무려 21년이었고 살 빼는 데 걸리는 시간은 단 8개월이면 충분했으니 살 빼는 것이 훨씬 쉽고 기간도 짧다.

살찌는 데는 평생이 걸릴 수도 있다. 하지만 다이어트는 평생에 한 번이면 족하다. 나는 고도비만이었으니 먹어도 안 찌는 몸을 만드는 데 8개월이라는 기간이 걸렸지만 10킬로 정도 감량하고 먹어도 안 찌는 몸을 만드는 데는 불과 4개월이면 끝이 난다.

상담을 받다 보면 이런 분들이 의외로 많이 있다. 3~5킬로 때문에 평생을 덜 먹고, 생각하면서 가려먹고, 그러면서 운동으로 다이어트하는 분이 우리 주변에 상당히 많이 있다.

우리 회원 한 사람의 예를 들어보겠다. 키 165센티에 체중 65킬로이던 여성회원인데, 이 여성은 아무리 매일 안 먹으려고 노력도 하고 운동도 하는데 계속해서 65킬로를 벗어나지 못한다고 했다. 겨울이 되면 65킬로, 여름엔 59킬로였다고 한다. 이 말인 즉은 겨울에 찐 살이 약을 먹어서라도 여름에는 59킬로까지 빼왔었는데 이제는 더 이상 빠지지 않는다는 말이었다.

내가 코치를 하고 일주일간 종류도 상관이 없고 그 양도 상관이 없으니 마음 놓고 먹으라고 했다. 다만 나도 제대로 알아야 코치를 할 수 있으니 사진만 보내고 먹으라고 했다. 나를 믿기 때문에 가능한 일이었다. 그런데 그 후 어떻게 되었을까? 일주일 동안에 맘 놓고 먹었으니 당연히 살이 쪘다. 얼마나 쪘을까? 겨우 3킬로 증량되었다. 만약에 마음을 안 놓고 먹었다면 5킬로는 증량이 되었을 것이다.

이 분은 단지 3킬로 때문에 54킬로의 체중을 포기하고 평생을 다이어트만 하면서 체중은 점점 늘어났을 것이 자명한 사실이다. 평생 다이어트 하는 분들 스스로를 한번 봐보자. 많이 늘어야 3~5킬로그램이다. 겨우 그 정도 체중 때문에 평생을 힘든 다이어트에 매어 살 것인가?

그 회원은 일주일 동안 먹고 68킬로에서 다이어트를 시작했다. 아니, 정확히 말하면 먹은 1주일 동안에도 다이어트를 시작한 셈이다. 스스로를 다이어트에서 내려놓은 용기가 어쩌면 제일 컸을 테니 말이다. 그 회원은 100일 만에 54킬로그램으로 감량했다. 그리고는 쉬운 다이어트다 보니 혼자서도 할 수 있을 것 같아서 그만둔다고 했다.

다이어트는 시작이 제일 중요하다. 그 후 건강해지는 몸을 만들면 체중은 자동적으로 감량이 되고 먹어도 안 찌는 몸이 되는 것이다.

다이어트에 따른 비용도 무시할 수 없고 힘든 것 또한 무시할 수 없다. 그리고 무엇보다도 실패에 따라서 점점 커져만 가는 자괴감은 무엇으로 감내할 것인가?

다이어트는 평생 할 이유가 전혀 없다.

다이어트를 평생 해서도 안 된다.

다이어트는 평생 딱 한 번이면 충분하다.

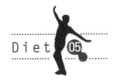

무염, 저염 다이어트 하지 마라

다이어트를 가장 어렵게 만드는 이유가 반복되는 실패 때문이다.

실패를 해본 사람들이 모여서 서로를 위로하는 대표적인 공간이 다이어트 카페이다. 몇 킬로 빠졌다고 하면 내 일처럼 기뻐해 주고, 살이 안 빠진다고 글을 올리면 내 가족처럼 격려를 해주는 공간이기도 하다. 인터넷이라는 공간에서 얼굴을 안 봐도 되고, 잠옷차림 같이 간편한 옷을 입고도 편리하게 소통을 할 수 있다는 장점이 있다.

인터넷에는 그밖에도 다이어트 종류만큼이나 다양한 각종 카페가 있다. 그 중에는 운동하면서 닭 가슴살과 야채 정도를 가볍게 먹는 카페도 있다.

한때 '남자의 자격'에서 몸짱을 만드는 프로가 있었다. 설탕, 밀가루, 소금, 쌀 같은 흰가루 안 먹고 운동을 열심히 한 결과 김국진, 윤형빈, 전현무 등의 연예인들이 식스팩을 만들었다. 모두가 불가능할 것이라고 했던 생각을 완전히 뒤집고 출연진 대부분이 성공을 했다.

그런가 하면 한때 내 동생이 몸을 만든다고 무염 식단으로 관리를 했다. 복싱장에서 살다시피 하며 몸만들기에 성공을 하고 사진촬영을 했다. 그때는 식스팩에 성공한 내 동생이 부럽기까지 했다. 내 동생도 했으니 나도 다이어트를 해볼까? 하고 식단을 물어본 다음 아침부터 시작해 봤다. 양파, 청양고추, 양배추, 피망 등을 올리브에 볶아서 현미밥이랑 같이 먹었는데, 세상에 이렇게 맛없는 음식이 또 있을까? 그리고 내가 이걸 며칠을 할 수 있을까? 이런 생각이 들었다. 결국 정확히 딱 하루 만에 포기했다.

'남자의 자격' 연예인들은 직업이 남에게 보여줘야 하는 일이므로 하기 싫어도 해야 했다. 그래서 해낼 수 있었던 것이다. 방송이 직업인데 방송을 포기한다는 건 말이 안 되는 이야기지 않은가. 더구나 그 연예인들 중에는 비만이 없었다. 우리 같은 일반인, 그것도 비만인 사람들은 절대 따라할 수 있는 방법의 다이어트가 아니다.

운동은 정상적인 체중을 가진 사람들도 하다보면 다칠 수 있는데, 비만인 사람들은 다칠 확률이 훨씬 더 높아진다. 더구나 운동을 한다고 해서 엄청난 칼로리를 소모할 수 있다면 하겠지만, 운동이 힘든 점을 감안할 때 그 결과로 나타나는 칼로리 소비는 아주 작으니 억울하기까지 하다.

힘든 운동을 안 하고 무염식을 한다고 생각을 해봤다. 무염 식단이 어려워서 오래가지도 못하고 대부분이 포기를 하겠지만, 독하게 해서 체중 감량에 성공을 했다고 쳐도 식단에 대한 공포심 때문에 먹는 게 망설여지게 된다. 이거 먹으면 살찔 것 같은데, 이거 먹고 입 터지면 안 되는데... 이런 강박감에 가까운 문제가 발생된다.

무염 다이어트의 문제점은 위가 줄어들지 못한다는 것이다. 무염 다이어트를 하는 분의 식단을 보면 그 양이 실로 어마어마하다. 탄수화물 비율을 맞추고, 단백질 비율 맞추고, 그리고 지방은 먹지 않는다. 하루에 먹어야 할 양을 거의 일정하게 맞춰서 먹는다. 그렇다보니 양이 많고 커진 위가 줄지를 않는다.

또한 식단이 가족들과 다르다 보니 혼자만의 식사를 따로 준비해야 하는 수고까지 해야 한다.

3년 전쯤 내 딸이 다이어트를 했었다. 그 당시 딸은 신경질 대마왕 같았다. 마치 싸움닭처럼 변신 중이었다. 살이 안 찐 동생이 라면이라도 먹을라치면 심지어 신경질까지 부렸다. 다이어트라면 나도 해봤고 아내도 해봤지만 그게 뭐 대단한 일 하는 것도 아닌데 엄청나게 유세를 떨었다. 여기저기 신경질을 내고 다니는 꼴을 보면 참 한심하기도 했다.

왜 신경질을 낼까? 일반식도 먹으면서 다이어트를 하면 신경질을 낼 이유가 하나도 없다.

딸 입장에서 보면 '나는 다이어트 하는데 그걸 알면서 내가 있는 앞에서 꼭 굳이 먹어야 하나?' 생각을 했을 것이다. 동생이 먹으니 자기도 먹고 싶었을 것이다. 그런 딸 심정은 충분히 이해를 한다. 하지만 잘못된 다이어트 방법 선택은 딸 스스로가 한 것이고, 다이어트에 전혀 관심이 없는 동생은 누나의 다이어트에도 관심이 없으니 그런 행동을 한 것일 터이다.

딸이 다이어트를 한다고 온가족이 딸 눈치를 보면서 음식을 먹는건 정말 말이 안 되는 일이다.

딸도 라면이 먹고 싶었다면 그걸 먹었어야 하는 이유가 있다. 지금 한 번은 참을 수 있겠지만 두 번, 세 번, 네 번... 과연 얼마까지 참을까?

'내가 이걸 먹으면 아까 3시간 동안 자전거 탄 것이 무의미한 결과가 되는데...' 하는 생각에 참는 것도 한두 번이다. 정상체중까지 가야 할 시간이 적어도 6개월이라면 절대 못 참는다. 그러다가 결국 실패를 하게 되는 것이다.

무염 다이어트를 안 해보신 분은 재미삼아 한 3일만 해보시라. 세상 맛없는 음식 경험하는 것도 그다지 나쁘지만은 않은 경험이니 한번쯤 해보시는 것도 좋다. 하지만 무염 다이어트를 한 번이라도 해보신 분들은 아마 절대로 다시 시도하지 않을 것이라고 생각한다.

이처럼 어렵고 힘들고 안 되는 다이어트, 실패하는 다이어트를 굳이 시작할 이유가 없다. 먹고 싶은 것이 있다면 반드시 먹어야 하는 다이어트 하면 된다. 한 끼를 먹더라도 맛있는 걸 먹을 수 있는 다이어트를 하면 되고, 배고프지 않은 다이어트가 있다면 그걸 하면 된다. 사회생활에 지장을 주지 않는 다이어트가 있다면 그 방법으로 하면 되고, 가족에게 짜증내지 않는 다이어트가 있다면 그걸로 하면 된다.

탄수화물 중독이 마약 중독만큼 안 좋다고 한다. 자연식품이 가공식품보다 좋다고 한다. 이걸 모르는 사람은 없다. 그러니 적당히 먹으면 비만이 오지 않는다. 과하게 먹어서 비만인 상태로 그 몸을 유지하고 있는 것이다.

나쁜 습관을 고치면 몸은 건강해지지 말라고 해도 건강해지고, 살은 빠지지 말라고 해도 빠질 수밖에 없다. 나쁜 습관을 하루아침에 고칠 수는 없다. 어떻게 식탐을 하루아침에 단절할 수 있겠는가? 좋은 습관을 조금씩 자꾸 하다보면 식탐이 줄어들고, 덜 먹게 되면 위가 줄어든다. 그러면서 자연히 나쁜 습관은 버리고 좋은 습관이 길들여질 것이다.

좋은 습관이 몸에 배면 배가 부르기 전에 그만 먹게 된다. 평생을 좋은 습관으로 산다면 내 위보다 더 먹게 되는 일이 없을 테고, 무엇을 먹든지 그 음식이 어떤 음식이 되든지 간에 마음 놓고 먹을 수 있다. 더 먹지 않기에 체중도 더 빠지지도 더 찌지도 않는, 먹어도 안 찌는 몸이 되는 것이다.

하늘이 노랗게 될 만큼 힘들게 운동을 하면서, 세상 맛없는 음식이란 음식은 다 먹어가면서, 그렇게 평생을 살지 말자. 남들 입에 들어가는 빵, 과자, 초콜릿, 라면, 김밥 등등 세상에 맛있는 음식 먹는 걸 평생 부러워만 하지도 말자. 힘들게 몇 킬로그램 감량을 했다가도 위가 줄지 못해서 항상 음식에 갈증을 느끼게 되고, 이 때문에 어느 날 한번 음식이 입에 들어가는 순간부터 마치 미친 사람처럼 먹는 본인 모습에 놀라게 될지도 모른다.

힘들게 했던 운동은 얼마 지나지 않아서 그동안 참아왔던 욕구로 인해 하루아침에 물거품이 된다. 또다시 다이어트 실패자가 되어 상처를 받고 사람들의 놀림을 받고 무기력해지고 사람 만나는 것이 싫어지고 우울증이 오고 사는 것이 재미없고... 이런 과정을 무한 반복하게 될 것이다.

그러나 다이어트 성공해서 먹어도 안 찌는 몸이 된다면 세상이 달라지고, 반듯하게 달라진 인생의 주인공이 될 것이다.

다이어트에 이미 정답은 있다. 안 먹으면 빠진다. 이걸 모르는 사람은 없다는 걸 안다. 하지만 안 먹는 것이 쉽지 않으니, 그래서 다이어트가 어렵다고 하는 것 아닌가. 안 먹어서 빠지는 것보다 더 어려운 것이 있다. 먹어도 안 찌는 몸을 만드는 것이다. 먹어도 안 찌는 몸을 만들려면 일반식으로 다이어트를 해야 한다. 더 이상 안 찌고 체중이 유지가 되면 다이어트도 더 이상 할 필요와 이유가 없다. 그 이후는 평소에 하던 대로, 먹던 대로 하면 되니 저절로 다이어트는 졸업이다.

많은 사람들이 '다이어트' 라고 하면 무조건 감량부터 생각한다. 그러나 실제로 다이어트에 있어서 감량은 하나도 중요하지 않다. 어떤 일도 마찬가지지만 다이어트도 마무리가 제일 중요하다. 마무리를 하지 못할 다이어트는 시도조차 안 하는 것이 먼 미래의 정신건강에 좋다.

맛도 없고 힘든 다이어트 하지 말고, 맛있는 다이어트를 선택했으면 한다.

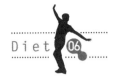

유행하는 다이어트 하지 마라

　　해마다 분기마다 세상 신기한 다이어트 방법이 새롭게 태어난다. 다이어트를 연구하는 사람들이 전 세계적으로 엄청나게 많은 것 같다. 나는 다이어트를 연구한 적도 없고, 약을 개발한 적은 더더욱 없다. 단지 다이어트에 관련한 일을 하는 사람들 때문에 비만인구가 점점 더 늘어난다고 생각하는 사람 중 한 명이다.

　　그런데 어떤 다이어트가 되었든 감량에 성공한 사람은 몇 퍼센트일까? 또 그 중에서 요요 없이 일반식을 먹고도 정상체중을 그대로 유지하는 사람은 몇 퍼센트일까? 과연 1퍼센트는 될까?

　　다이어트 카페나 블로그, TV, 유투브 등을 통해 1퍼센트도 안 되는 성공 사례자 말에 귀를 기울이는 이유는 뭘까? 다이어트를 처음 시작하는 분들이라면 아예 모르니까 거기에 귀를 기울인다고 쳐도 이미 수차례 혹은 몇 수십 차례씩이나 다이어트를 해본 분들이 왜 거기에 귀를 기울이는 걸까?

대부분의 사람들은 이미 다이어트 전문가 아닌가? 그리고 또 많은 사람들은 이미 세상 다이어트를 전부 해봤다고 해도 과언이 아니지 않은가? 이 말을 반대로 이야기하면 그만큼 많이 속아보았을 것이라는 뜻일 테고, 하나같이 전부 실패를 해서 지금도 다이어트가 시급하기 때문에 거기에 귀를 기울이는 건 아닐까? 몇 번을 더 속고 실패를 하려고 하는지?

나에게 상담을 하러 오는 분들은 세상 다이어트란 다이어트는 모조리 하고 오셔서 그런지 다이어트에 대한 지식이 엄청나다. 나보다 더 똑똑한 분들이 태반이 넘는다. 그리고 그런 분들의 특징을 보면 대부분 '나와 맞지 않는 다이어트'를 해서 실패를 했다고 말한다. 그런데 진짜 나하고 맞는 다이어트가 존재하긴 하는 건가? 세상에 그런 신기한 다이어트 방법이 있기는 한데, 아직까지 발견을 하지 못해서 찾고 다니는 건가? 아마 그런 신비의 방법을 평생 찾다가 비만 합병증으로 세상을 떠날 확률이 클 것 같다.

의사가 환자를 진료할 때는 환자의 상태를 먼저 확인하고 병의 원인을 파악한 후 처방하는 걸 볼 수 있다. 원인을 모르고 처방하는 의사는 한 사람도 없을 것이다. 왜, 무엇 때문에 이 환자 상태가 이런 상태가 된 거고 이 상태가 그 무엇 때문인지가 확인이 되고나서 그에 합당한 치료를 하는 건 당연한 절차이다.

다이어트도 이와 다르지 않다고 생각한다. 간헐적 다이어트는 한 끼만 굶으면 되니까 난 할 수 있어서 좋을 것 같고, 1일 1식 다이어트는 하루 한 끼는 내가 좋아 하는걸 먹을 수 있어서 좋을 것 같고, 고지방 다이어트는 난 고기를 좋아하니까 할 수 있어서 좋을 것 같고, 쉐이크 다이어트는 하루 한 끼 내지 두 끼만 쉐이크로 대체하고 나머지 한 끼는 먹고 싶은 걸 먹을 수 있는데다가 쉐이크 맛까지 좋으니 할 수 있을 것 같다. 운동 다이어트는 나에게 힘들고 더군다나 식단 다이어트는 더 힘들지만 가장 빠르게 감량할 수 있으니 참아본다고 하고, 난 이도저도 안 되는 사람이니 의학의 힘을 빌려 다이어트 약 처방을 받으면 빠지긴 하니까 이번엔 독하게 해보자고 결정한다. 그리고 또 지인이 어느 한의원에서 다이어트 한약을 먹어서 빠졌다고 하니 나도 먹어보겠다는 등...

각종 다이어트 글을 여기다 다 적으면 한 권의 책을 쓸 수도 있겠으나 너무 길어지니 이만큼만 말하지만, 위에 나열한 다이어트는 전부 다 생각 자체가 틀렸다고 생각한다. 의사가 환자의 원인을 알고 처방을 하는 것처럼, 뚱뚱한 사람이 다이어트 결심을 하려면 내가 왜 살이 쪘는지 본인에게 물어서 답을 얻어내야 한다. 내 몸이 필요로 하는 이상의 음식을 섭취했으니 비만이 되었을 것이다. 사람은 누구나 많이 먹으면 찌고 덜 먹으면 안 찐다.

이 말에 동감을 못 하는 분들이 한두 명쯤은 있을 텐데, "난 진짜 덜 먹는데도 살이 쪄." 이런 분들이 간혹 있을 것이다. 아침에 눈 떠서 시리얼에 우유를 타서 먹고 바나나 한 개를 먹고 출근을 한다. 지하철을 타고 출근하는 길에 커피 한 잔을 테이크 아웃해서 들고 사무실로 향한다. 근무하다가 동료가 건네주는 작은 파이 하나를 먹고 점심은 다이어트 중이니 새 모이만큼 조금만 먹는다. 식사가 끝난 후 동료와 커피 전문점에 가서 커피를 시키고 수다를 떨다가 다시 근무를 한다. 점심을 덜 먹었으니 배가 허전하여 간식으로 고구마나 계란 한 개를 먹는다. 퇴근하는데 동료가 간단히 맥주 한 잔을 하자고 하여 안주는 가급적 먹지 않고 몇 개만 먹었다.

이 여성의 하루 일과를 내가 기억하는 대로 적어봤다. 많이 먹지 않은 하루 식사량이다. 이런 여성은 다이어트를 평생 해야지만 그 몸매를 유지하거나 아니면 더 찌게 되거나 한다. 이 같은 식단은 아가씨일 때는 가능하다. 배가 고파도 얼마든지 참을 수 있으니까. 그러나 결혼하면 금세 찐다. 결혼하면 임신과 출산 그리고 육아를 감당해야 하는

데 몸이 힘드니 먹을 수밖에 없는 것이다.

식탐이란 대체 뭘까?

"먹고 싶다, 하지만 먹으면 살찐다." 이게 바로 식탐이다.

다이어트 하는 사람에게만 있는 유일한 감정인 거다. 다이어트 안 하는 사람은 먹고 싶으면 먹으니 식탐이 있을 리가 있겠는가? 갓난아이가 식탐이 있는 걸 보았는가?

그렇다면 식탐은 누가 만들어 준 걸까? 본능일까, 학습일까?

배고파서 먹는 것은 본능이 맞다. 하지만 식탐은 학습이다. 어릴 때부터 오랜 기간 배워온 학습이다. 부모님이 아주 잘 가르쳐 주신 '식탐'은 골라먹기, 가려먹기로부터 시작한다. 콜라는 몸에 안 좋으니 먹지 마라. 천천히 먹어라. 많이 먹으면 살찐다. 밤에 먹는 것은 안 좋다. 이런 말을 들을 때부터 우린 식탐이란 감정을 배우게 된다.

아이가 혼자 있는 가정의 아이와 두 명이 있는 아이는 서로 식탐이 같을까? 혼자 있는 아이는 경쟁 상대가 없으니 먹는 것에 너무 욕심을 내지 않는다. 아니 낼 필요가 없다. 어차피 내가 안 먹으면 누가 먹을 사람도 없는 걸 알 테니까. 하지만 아이가 두 명만 되어도 경쟁을 하게 된다. 지금 내가 이걸 먹지 않으면 형 또는 동생이 먹지 않을까? 하고 불안해 하면서 먹기 싫어도 일단 먹고 본다.

비만이 되는 것에는 여러 원인이 있겠지만 그 중에서 '식탐' 또한 그 원인 중 하나일 것이다.

그런데 식탐을 고치는 방법은 아주 간단하다. 딱 2주 또는 3주만 해보면 알게 된다. 식탐이 있을 수가 없다. 왜냐? 그냥 먹고 싶은 걸 먹으면 식탐은 자연스레 없어지는 것이다. 먹고 싶은 걸 먹는데 왜 식탐이 생기겠는가? 매 끼니 미리 먹고 싶은 걸 생각했다가 먹게 되면 처음엔 이것도 저것도 먹고 싶겠지만, 1주일이 지나면 '오늘은 뭘 먹지?' 이런 생각이 들 것이다. 점심을 매일 밖에서 사먹는 직업을 가진 사람들의 고민은 '오늘 점심은 뭘 먹지?' 하는 것이다.

그러면 살은 몇 킬로나 찔까? 적게 찌면 2킬로이고 일주일 먹었다고 해도 많이 쪄봐야 5킬로 정도 찌는 사람은 없다. 여자 키 165센티에 지금 80킬로 나가는 사람이 거기서 3킬로 더 찐다고 해서 뭐가 달라지나? 달라질 게 아무것도 없다. 그렇게 1주가 지나가고 2주차에 접어들어도 정말 먹고 싶은 것이 아직도 많이 있을까?

이미 1주일 동안 폭식 경험을 해봐서 배가 부르면 기분이 안 좋다는 걸 알기 때문에 2주차엔 자연적으로 덜 먹게 된다. 그리고 진짜 식탐은 이때부터 없어진다. 그러므로 2주차엔 감량이나 유지는 되지만 더 찌지는 않는다. 빠지지도 않는 몸을 만들려고 자꾸 유행하는 다이어트를 해서 몸을 눌러버린 사람은 식탐이 없어질 리 없거니와 오히려 식탐은 점점 증가를 하게 된다.

식탐을 없애지 않으면 다이어트를 성공하기가 매우 어렵다. 일상을 살면서 온통 먹고 싶은 생각을 하는데 어떻게 다이어트에 성공할까? 어떤 다이어트도 본인하고 맞는 다이어트는 없다. 하지만 뚱뚱해진 원인을 먼저 생각하면 누구나 쉽게 다이어트를 성공할 수 있다.

다이어트는 먹기 위해서 하는 것이다. 안 먹고 살 거라면 왜 다이어트를 하나?

물론 원인을 안다고 해서 아주 쉽게 다이어트에 성공을 하는 건 아니다. 하지만 적어도 시중에 나와 있는 다이어트보다는 건강하고 상식적이다. 엄청난 비용을 들여서 돈 버리고 시간 버리고 자존감 낮아지는 그런 다이어트는 하지 말자.

물론 탄수화물 중독에서 빠져나오기가 쉽지는 않지만 그렇다고 해서 결코 어려운 일도 아니다. 이건 내가 직접 해봤고 또 여러 사람들에게 코치한 결과 누구나 쉽게 잘 따라 오고 잘 했다.

요요가 오는 다이어트는 해서도 안 되고 할 이유도 없다. 이제 건강한 다이어트를 하자.

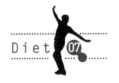

양약, 한약 다이어트 하지 마라

　　　　어디가 아파서 약을 먹는 것도 아니다. 그
약이 체지방을 빼주는 것도 아니다. 더구나 그것이 몸에 좋을 리가 없
다는 것도 잘 안다. 그러면서도 약을 처방받아서 먹는 사람의 심정은
어떨까?

　'다이어트 약'에 관해서 네이버 지식백과를 통해 검색을 해봤다.

　오래 복용해도 안전하고 효과적인 비만 치료제는 아직까지 존재하지
않는다. 고혈압이나 당뇨병처럼 체중도 평생 약으로 조절할 수 있다면 더
없이 좋겠지만, 현재로선 불가능하기 때문에 다이어트 약 복용 시 주의가
필요하다. 보통 많이 먹기 때문에 살이 찐다고 생각하지만, 비만의 원인
은 우리 몸에서 일정한 체중과 체지방을 유지하고 조절해 주는 시스템에

장애가 생겼기 때문이다. 따라서 무조건 식욕 억제제를 먹는다고 비만이 해결되지는 않으며, 오히려 무분별하게 식욕 억제제를 복용할 경우 혈압 상승, 두통, 신경과민, 불안, 불면증, 탈모, 노화 등의 부작용이 나타날 수 있다.

비만 환자 중 스트레스성 폭식이나 탄수화물 중독증을 가진 경우에는 식욕 억제제가 도움이 되는 경우도 있지만, 무턱대고 살을 빼기 위해 약을 복용하는 것은 득보다 실이 더 많을 수 있다. 고장이 난 체중 조절 시스템을 정상으로 돌리기 위해서는 먼저 식습관 개선 및 규칙적인 운동 등으로 생활 습관을 바꾸어야 하며, 보조적으로 전문의의 처방에 따라 식욕 억제제 등의 약물을 사용하는 것이 올바른 요령이겠다.

[네이버 지식백과] 다이어트 바로알기(다이어트 가이드)

네이버에서도 '비만 환자'라고 이야기하고 비만 치료제는 아직 없다고 한다. 맞는 말이다. 세상에 다이어트 약은 없다. 병원마다 다르긴 하겠지만 비만 치료를 목적으로 가는 비만 환자에게 무엇보다 규칙적인 생활을 먼저 권하거나 식습관을 먼저 권하는 의사보다는 돈벌이를 목적으로 곧바로 약을 처방해 주는 병원이 더 많을 것이다.

다이어트 관련한 TV 방송에서 단 한 분의 의사도 다이어트 약이 좋다고 말하는 방송은 내가 본 적이 없다. 다이어트 약이 정말 좋아서 처방할 수 있는 의사라면 단 한 사람의 의사라도 이미 매체에서 다이어트 약이 좋다고 설명을 했을 것이다.

네이버에서 검색창에 '다이어트' 라는 단어를 검색하면 무슨 다이어트 식품이나 보조제가 그리도 많이 광고되는지, 그걸 보면 다이어트가 확실히 돈벌이에는 좋은 듯하다. 그만큼 비만 인구가 많이 있다는 반증이기도 할 테지만.

다이어트 약 못지않게 다이어트 시술도 많이 한다.

그런데 거기에 지불되는 돈의 액수만큼 값어치가 있을까? 그리고 무엇보다도 건강을 해치지 않으면서 기대한 만큼의 효과를 얻을 수 있을까?

다이어트는 살 빼는 데도 목적이 있지만 건강해지고 싶어서 살을 빼는 것이다. 다이어트를 해서 살은 빠지는데 건강이 나빠진다면 왜 다이어트를 하나?

그래서 이번에는 네이버에 '다이어트 시술' 에 대해 검색을 해봤다.

지방분해 주사는 흔히 가만히 누워 주사만 맞으면 지방이 분해되어 살이 빠지는 것으로 오해하기 쉽다. 하지만, 지방 자체를 제거하는 것은 아니기 때문에, 분해된 지방을 신체에서 완전히 제거하기 위해서는 반드시 정상적인 체중감량 요법이 동반되어야 한다.

또한, 지방분해 주사의 작용기전과 효과에 대한 평가 및 안전성에 대한 충분한 근거가 없으며, 설령 지금까지 추정된 작용기전이 맞다 하더라도 지방분해 주사만으로 충분한 효과를 보기는 힘들다. 뱃살을 빼기 위해선 잘못된 생활 습관을 개선하고 식이 조절과 운동 요법을 병행하는 것이 바람직하다.

그렇다면 지방 자체를 제거하는 지방흡입 수술은 어떨까? 영화 '미녀는 괴로워'의 주인공은 수술로 한 번에 수십 킬로그램까지 체중을 줄여 성형미인이 된다. 하지만 영화는 영화일 뿐, 현실에선 가능성이 희박하다. 한 번의 시술로 최소 5천cc 이상의 피하지방을 제거하는 것을 대용량 지방흡입술이라고 하는데, 이 시술로 줄일 수 있는 체중은 4~6킬로그램 정도로 제한적이기 때문에 수십 킬로그램을 한 번에 감량하기는 어렵다. 따라서 지방흡입술은 근본적인 비만 치료법이 아닌 운동 요법, 식사 조절, 약물 치료 등을 통한 체중 조절 후에도 불균등하게 남아 있는 피하지방을 일부 제거해 체형을 교정해 주는 체형 교정술로 보는 것이 바람직하다.

[네이버 지식백과] 다이어트 바로알기(다이어트 가이드)

이 자료를 통해서도 알 수 있지만 지방이 분해되어 살이 빠지는 게 아니고 빠지게끔 착각하게 해서 오해를 하는 건 아닐까? 병원에서 "지방분해 주사를 맞는다고 해서 살은 전혀 빠지지 않습니다."라고 설명하면, 과연 시술하는 사람은 몇이나 있을까? 지방제거 수술로 지방을 제거할 수 있으니 감량이 되는 건 맞는 말이다. 하지만 고액의 비용을 지불하고 겨우 4~6킬로그램 정도만 감량이 되니 가성비가 너무나 좋지 못하다. 또한 지방제거 수술 후 식단 조절을 못하게 되면? 결국에는 또다시 4~6킬로가 증량하게 될 것이다. 결국 몸 버리고 돈 버리고 상실감마저 들게 된다.

우리는 잘 모르거나 궁금한 것이 있으면 지인에게 물어보거나 인터넷을 통해 검색을 한다. 그런데 다이어트에 관해서는 모르는 분이 없지 않은가.

'생활습관, 식습관' 이 두 가지만 개선하면 된다는 것을 다 알면서도 왜 듣고 싶은 말만 골라 들어서 다이어트에 실패를 하는지 마음이 너무 아프다.

약물 치료에 대한 폐해가 비단 양약 다이어트만의 문제일까?

한방 다이어트 약도 실제로는 다이어트 약이 아니다. 양약 다이어트 약과 별반 다르지 않다.

먹으면 찌는 체질이 있다고 하는데, 그럼 반대로 "먹어도 살이 안 찌는 한약 지어주세요" 하면 되지 않을까. 먹어도 안 찌는 몸이 될 수 있다면 그 약값이 얼마든 먹었을 것이다. 굳이 고액의 비용을 지불하면서 지방제거 수술을 할 필요도 없이, 평생 먹고 싶은 걸 먹으면서 먹어도 안 찌게 해주는 한약을 먹으면 되지 않겠는가. 한약 다이어트가 부작용 없이 효과를 주었다면 이미 수많은 대부분의 비만 환자는 치료가 되었을 것 아닌가. 그리고 다이어트에 관한 지금 이 책도 쓸 필요가 없었을 것이다.

그렇다면 다이어트 약을 복용하는 사람들은 정말 살 빠지는 약인 줄 알고 먹는 걸까?

다이어트 약을 이미 먹어봤고 먹으면 목마름을 느끼고 식욕이 억제가 되다보니 일단 급한 마음에 복용하는 사람들이 대부분이다.

오죽이나 살을 빼고 싶은 마음이 간절했으면 알면서도 먹을까? 그 간절한 마음을 이용해서 돈벌이 수단으로 생각하고 치료가 아닌 장사를 하는 건 아닐까 의심이 든다.

다이어트를 상식선에서 생각해 보자. 몸에 무리를 안 주고 나쁜 몸에서 건강한 몸으로 바꾸는 건 어떨까? 병원은 아플 때 가서 치료를 받는 곳이라고 생각하고 다이어트는 식습관 및 나쁜 습관을 개선하면 성공할 수 있다고 생각해 보는 건 어떨까?

뚱뚱한 사람들 중에서 늦잠을 자는 분이 많이 있다. 그런데 살이 매일 빠지면 아침에 체중계에 올라가는 것이 즐겁기 때문에 늦잠을 잘수가 없다. 내 체중이 매우 궁금한데 잠이 오겠는가. 사람은 일에 따라 연예인처럼 늦게 자고 늦게 일어나는 사람도 있지만, 일반적인 주부

같으면 일찍 자고 일찍 일어나는 습관으로 바꾸는 것이 다이어트하기에도 좋은 몸으로 바뀔 수 있다.

돈 쓰지 않고 몸 버리지 않고 상실감에 빠져서 우울해지지 않고, 내 작은 습관의 변화만으로도 나를 행복하게 할 수 있다고 생각한다. 병원은 건강해지려고 가는 곳이지, 건강을 해치려고 가는 곳은 절대 아니다. 의학적 힘에 기대는 다이어트는 부작용의 우려도 크다. 그리고 결과적으로는 감량이 되지도 않을 뿐만 아니라, 일시적으로 감량이 된다고 해도 요요가 오기 쉬운 다이어트 방법이다.

병원에 다니면서 싸움닭이 되기보다는 습관을 고쳐서 행복한 가정을 이룰 수 있기를 바란다.

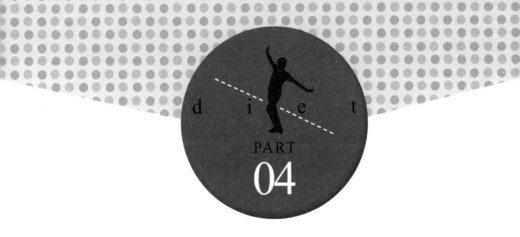

d i e t

PART

04

왜 다이어트인가?

● ● ●

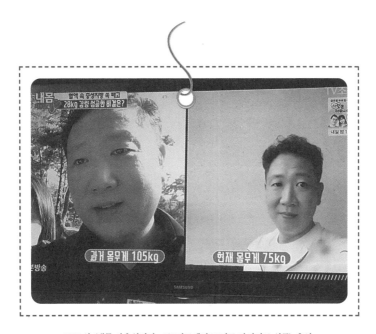

TV조선 〈내몸 사용설명서– 105키로에서 75키로 다이어트 성공〉 출연.

"살찌는 데는 평생이 걸릴 수도 있다. 하지만 다이어트는
평생에 딱 한 번이면 족하다. 나는 고도비만이었는데도 먹어도 살이 안 찌는 몸을
만드는 데 불과 8개월이라는 기간이 걸렸다. 그러니 10킬로그램 정도
감량이라면 불과 4개월이면 평생 끝이 난다."

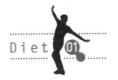

무거운 인생, 무거운 가장

내가 태어난 해는 1976년 4월, 경기도 수원에서 태어났다.

그해 엄마 나이 열아홉 살. 엄마가 어린 나이에 나를 낳아서 얼마나 고생을 했을지 어릴 땐 몰랐지만 나도 아빠가 된 후에야 비로소 알게 되었다.

1958년 전라도 고창에서 6남매 중 둘째로 태어난 엄마의 집은 그무렵 대부분의 가정이 그러했듯 찢어지도록 가난했고, 가난을 피해 결혼을 선택했었다. 모진 시집살이로 고생고생 하다가 내 나이 열두 살되던 해에는 남편마저 잃었다. 그런 어려운 환경에서도 나와 동생을 남부럽지 않게 키우기 위해 당신은 죽을 만큼 고생을 하셨다.

내 나이 열일곱 살 때부터는 나도 생활전선에 뛰어들었다. 생계에 보탬이 되고자 벽돌도 쌓아보고 새벽 신문배달도 했다. 없던 돈이 생기니 먹고 싶은 것도 사서 먹을 수가 있었고 입고 싶은 것도 사서 입을 수가 있었다.

열아홉 살에 대학을 포기하고 취업을 선택했다. 그렇게 계속해서 돈을 벌었지만 막상 엄마에게 가져다 드리는 일은 없었다. 당시 나에게는 여자 친구가 있었고 내 눈에는 고생만 하신 엄마 모습보다도 여자 친구만 보였다. 군대도 포기하고 '병역특례업체'에 취업을 나갔다. 거기에서 28개월 동안 일하면 군 입대가 면제되는 것이었다.

그곳에서 당시 열다섯 살이던 아내를 만났다. 그땐 정말이지 여자 친구가 열다섯 살인 줄 꿈에도 몰랐다. 열다섯 살이면 중학교 2학년 나이인데 덩치도 있었고 그래서 그랬는지 그 나이라고는 생각도 못했다. 아내를 처음 본 후 친하게 이야기를 한 적도 없었고 그냥 얼굴만 아는 사이로 지내다가 4주 군사훈련을 받으러 나는 공주로 내려갔다.

나중에야 알게 된 사실이지만 아내는 법무부 소속 '갱생보호공단' 관리 하에서 사회생활 적응훈련을 받고 있었다. 그 당시 어린 나이에 소년원 비슷한 곳을 다닌 듯하다.

4주 군사훈련을 마치고 직장으로 복귀를 했다. 다시 원래의 자리로 돌아가서 근무에 집중하면서 하루하루 시간 때우며 살고 있던 무렵, 그해 12월 직장동료의 결혼식이 있었다.

지금의 아내에게 물었다. "내일 ○○형 결혼식 가니?" 아내는 간다고 했다. 수원역에서 먼저 만나서 예식장으로 가자고 제안을 했다. 나를 짝사랑하던 아내는 흔쾌히 받아들였다.

예식을 마치고 "영화라도 볼래?" 제안을 했다. 하지만 아내는 영화보다는 내가 살고 있는 집을 가고 싶어 했다. 단체시설에서 먹고 자고 하는 아내 입장에서 내가 어떻게 사는지 궁금했던가 보다. 우리 집에 가서 엄마에게 인사를 시키고 내 방에서 이런저런 이야기를 하면서 놀고 있는데 내 친구에게 연락이 왔다 . 술 한 잔 하자는 제의였다. 수원역으로 아내와 같이 가서 아내를 오산까지 가는 버스에 태워 보내려고 했으나 아내는 같이 가고 싶어 하는 눈치였다.

우리는 술집을 들어갔고 친구와 아내도 같이 술을 마셨다. 그리고 결국 모텔에서 아내와 나는 하룻밤을 보냈다. 시설에서는 연락이 되지 않으니 부산에 사는 여자 친구의 아빠에게 연락을 했고, 그녀 아빠가 오산에 있는 직장으로 올라오셨다.

지금의 장인어른 입장에서는 범죄라고 생각을 하신 듯했다. 아마 나라도 그렇게 생각했을 테지만.

우리는 다같이 경찰서로 갔다. 거기에서 조서를 받기 전에 여경이 아내에게 나이를 확인했고 강제였냐고 물었다. 아내는 서로가 좋아서 선택한 것이라 했고, 만 13세 이상은 처벌할 수가 없다고 하며 돌아가라고 했다. 장인어른은 더 이상 시설을 믿지 못한다고 판단하여 그 자리에서 아내를 데리고 부산으로 가셨다. 나는 수원역까지 장인어른과 지금의 아내를 배웅했다.

15일 후 아내는 다시 가출하여 수원으로 올라왔지만 집으로 들어갈 용기는 없었다. 궁리 끝에 있는 돈 다 모아서 모텔 생활을 시작했다. 그리고 이내 돈이 바닥났을 때는 오토바이까지 팔았다. 그 돈마저 떨어졌을 무렵엔 지금의 내 소중한 딸, 첫 아이가 임신 중이었다.

지금 생각하면 당시에 철이 없긴 없었다. 하지만 후회하지 않는 삶을 살 자신은 그 당시에도 있었다.

아빠가 일찍 세상을 뜨고 가난하게 살았던 나. 그래도 그나마 나는 아내보다는 행복한 유년시절을 보냈다. 아내는 나보다 훨씬 어린 나이에 몰라도 될 비밀을 알고 방황을 했고, 그로인해 가출을 하면서 가족에 대한 소중함과 행복함을 알아야 할 시기에 무서움과 두려움, 외로움을 겪으면서 불우한 어린 시절을 보냈다.

하지만 나도 마찬가지고 아내 또한 마찬가지였지만 그 어린 시절의 고통은 고통도 아닐 만큼 엄청난 재앙과 시련이 우리 부부를 기다리고 있었다.

말로만 듣던 '리틀부부' 그 부부가 바로 우리 부부였다. 아직 아이를 출산하지 않았음에도 지나가는 시선은 따갑다 못해 뜨거웠고 마주 오는 사람들의 입에서 나오는 소리가 "어머! 어린 것이 임신을 했나 봐? 저 애 불쌍해서 어째." 이런 말을 한두 번 들어본 것이 아니었다. 그런 말을 들을 때마다 보란 듯이 예쁘게 건강하게 키울 거라고 다짐을 했다.

한편으로는 엄마에게 참 미안했다. 나는 그렇다 치고 저 어린 남의 집 딸을 어쩌려고 하느냐는 소리를

하면서도 엄마는 마음이 안 좋았을 것이다. 엄마는 지금도 그렇고 처음에도 그랬다. "너는 내 딸이라고." 엄마는 며느리에겐 관대하고 아들에겐 엄격했다.

한번은 이런 적이 있었다. 엄마 집에 들어와 살다가 아들이 돈을 모으기는커녕 신용불량가가 되니 이런 식으로는 안 될 것 같다는 생각이 드셨는지 나와 아내를 불렀다.

"엄마, 왜?" 한심한 듯 쳐다보더니 1만 원짜리 묶음을 한 다발 두 다발 내 앞에 던졌다.

"200만 원이야. 이 집에서 나가서 월세라도 얻어." 굶어 죽든지 어

떻게 살든지 이제 너희 인생은 너희 스스로가 알아서 살라는 말을 들었다.

그동안 엄마가 우리에게 잘해 주신 건 하나도 생각이 안 나고 그저 한없이 서럽고 섭섭하기만 했다. 그렇게 씩씩거리면서 그 돈으로 월세방을 얻었고 내게는 가족이 생겼다. 나는 그렇게 '무거운 가장'이 되었다. 그리고 더 무거운 인생이 시작되었다.

첫 아이를 출산한 후엔 사는 게 사는 게 아니었다.

열여섯 살 엄마가 아이를 잘 키운다는 것은 불가능에 가까웠을 테고, 아이를 감당하지도 못해서 아내는 하루가 멀다 하고 울었다. 그러면서 아내와 나는 매일 싸웠다.

병역특례업체 근무를 마치고 새로운 직장을 구해야 했다. 무슨 일을 할까? 내가 좋아하는 일은 뭘까? 내가 가장 잘 할 수 있는 일은 뭘까? 그러나 깊이 생각하는 건 내게는 사치나 다름없었다. 내가 할 수 있는 일 중에서 가장 많은 돈을 벌 수 있는 일을 찾았다. 그렇게 찾은 곳이 신문 보급소였다.

신문 보급소는 하루 24시간 중 21시간 불이 켜져 있는 곳이다. 새벽 12시에 출근해서 신문이 들어오면 신문지에 전단지를 삽입하고 각 지역별로 배분을 한다. 신문사 총무는 관리를 하는 것이 목적이지만 신문 배달원의 잦은 결근으로 한 달 내내 배달을 한다. 배달을 마치고 아침 7시쯤 집에 들어가서 쪽잠을 자고 2시간 만에 다시 보급소로 출근을 했다. 불착처리를 하고 수금, 지로 배달, 확장요원 안내 등을 하고 오후 6시가 넘으면 전단지를 한곳으로 모으는 작업을 한다. 그 일을 마치고 나면 보통 저녁 9시쯤 퇴근을 했다. 9시부터 12시까지, 쫓기듯 밥을 먹고 씻고 또 잠시 쪽잠을 잤다.

그렇게 해서 한 달에 150만 원을 손에 쥘 수 있었다.
스물두 살 청년이 감내하기는 어려운 일이었지만 한 집안의 가장은 충분히 감내할 수 있는 일이었다.

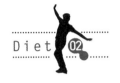

삶의 의욕을 잃다

내 나이 열두 살 때 아빠가 돌아가셨다. 그 때 어린 내가 제일 먼저 생각한 건 '우리 가족은 이제 어떻게 살아가야 하나' 하는 걱정이었다. 정말 막막했고 실제로 엄마에게 어떻게 사냐고 물었던 기억이 지금도 생생하다. 그 이야기의 뜻은 바로 아빠에 대한 감사함이기도 하다. 부유하게 잘 살지는 못했지만 13년 넘게 한 가정을 이끌어 가신 아빠의 듬직함에 감사하다는 말을 전하고 싶다.

둘째 아이가 태어나면서 그 힘든 신문 보급소 총무의 월급만으로는 생활이 불가능했다. 먹고 살기만 하면 생활은 가능했지만 신용불량자여서 다달이 빚을 갚고 있을 시기라 생활하기가 매우 어렵고 고단했다. 그렇다고 우리 집이나 처가에 손을 내밀 수 있는 처지도 안 되었다. 엄마는 혼자서 아이 둘을 키우느라 돈이 없었고, 처가에선 나를 사위로 생각도 안 했다. 당신의 딸조차 없는 사람 취급을 했을 시기이다. 그러나 나는 단 한 번도 그런 마음에 서운해 본 적이 없다. 입장을 바꿔서 내 딸을 그 나이에 어떤 놈이 그랬다면 난 더했음 더했지 덜 했을 리는 만무하다.

그런 환경에서 양가 부모에게 전혀 도움을 받을 수 없었고, 또 도움을 안 준다고 해서 원망을 할 수도 없었다. 오히려 10년, 20년 뒤에는 인정받는 아들, 사위가 되기 위해 한 발짝 더 열심히 살려고 했다.

신문 보급소 총무의 삶이 만만치 않았지만 나는 그보다 더 많은 돈을 벌기 위해 직업을 변경해야만 했다. 삶 자체가 피곤할지언정 적어도 나로 인해 누가 내 아내에게 밀린 돈 달라는 소리를 듣게 하고 싶지 않았다. 어린 나이의 아내는 아이 둘을 감당하기에도 벅찼다. 거기에 돈 걱정까지 하면 아내가 미칠 수도 있을 것 같았기에 돈 버는 일은 오롯이 내 몫이었다.

신문사 총무에서 신문 500부를 돌리는 신문 배달부로 직업을 바꾸고, 지게차 운전 일을 하는 직장까지 구했다. 신문배달을 해서 100만 원을 벌었고 지게차 운전을 해서 150만 원을 벌었다. 또한 일요일에 아르바이트 자리가 있으면 벽돌을 짊어지는 일도 마다하지 않고 했다.

그로 인해서 소위 요즘말로 아내는 독박육아를 할 수밖에 없었다. 하루 3시간 잠을 자는 사람이 아이와 놀아준다는 건 꿈에서도 없을 일이었기 때문이다.

일찍 결혼한 대가는 또 있었다. 리틀 부부로 살면 친구는 꿈도 못 꾼다. 술 한 잔 먹을 시간이 없었고 있다고 한들 내가 놀러 가면 아내의 맘은 어떨까 싶었다. "너만 놀 줄 아냐? 나도 놀고 싶어." 이런 마음이 아닐까 생각을 하니 그냥 나 하나만 고생하면 속이 편안하겠구나 그렇게 생각한지도 모르겠다.

너무 힘들면 힘들다는 걸 정말 못 느끼게 되었다. 힘들다는 생각을 할 시간이 있으면 그 시간에 잠을 더 잤을 것이다. 내가 술을 본격적으로 먹은 건 스물아홉 살 때였다. 하루 세 시간을 자고 생활을 하면 술 한 잔만 마셔도 기절을 하게 됐다. 그래서 술을 아예 안 마셨다.

둘째가 초등학교에 들어갈 무렵에는 신문시장이 사양화되던 시절이라서 신문을 보는 구독자 수가 급격히 줄어들었다. 그러니 신문배달을 할 이유가 없었다. 처음 500부였던 배달 수량이 그만 둘 시점에는 350부로 감소를 해 한 달을 벌어도 70만 원밖에 벌 수가 없었다.

신문배달을 그만두면 직장 한 군데로는 더욱 생활하기 어려운 시기였다. 그래서 직장을 그만두고 스물아홉 살이 되던 해에 음식장사를 시작했다. 남들은 장사가 힘들다고 하는데 하루 20시간을 일했던 나에게는 매우 편안한 직업이었다. 적어도 5시간 이상을 잘 수 있다는 것만으로도 오히려 행복했다.

장사 전에는 아무리 내가 노력을 한다고 한들 버는 돈은 일정했다. 나는 일하는 기계이고, 돈 버는 기계 였다. 처음 음식장사를 시작할 때의 마음은 설레임 그 자체였다. 장사를 하는 사람 모두가 망하려고 장사를 시작하는 사람은 대한민국 어디에도 없을 것이다..

여태 잘 해왔고 성실함 하나 만큼은 최고라 자부했던 시절이라 잘하면 부자도 될 수 있겠다는 생각에 떨렸고 설레었다.

장사의 장점은 꿈을 꿀 수 있다는 것이다. 직장생활만 하면 꿈을 꾸기가 매우 어렵다. 그렇게 나는 음식장사를 시작했고, 신문배달과 직장생활을 동시에 할 때보다 수입이 훨씬 많아졌다. 무엇보다도 잠을 더 잘 수 있다는 것에 감사하고 행복했다.

내가 서른한 살이 되던 해에 막둥이이자 늦둥이가 태어났다. 두 아이를 어느 정도 키워놓고 가져야 되나 고민을 안 했던 건 아니다. 하지만 난 아이 둘을 키우는 아빠지만 그 아이가 어떻게 자랐는지 몰랐다. 무얼 좋아하고 무얼 생각하고 하는지를 알 수가 없었다. 오로지 앞만 보고 달려왔다는 이유로 말이다.

이제 우리는 빚도 없었다. 한 가지 직업만 가졌으니 시간적 여유도 있었고, 무엇보다 장사가 나쁘지 않았다. 그래서 내 욕심에 아이를 갖기 원했고 그렇게 태어난 아이가 막둥이다. 막둥이는 너무나 예뻤다. 내가 세 아이 중 유일하게 기저귀 갈아주고 안아줄 수 있었던 아이다. 그 당시에는 이보다 더 행복할 수는 없다고 단정 지은 적도 있었다. 그만큼 그때가 행복했다

아이가 태어나고 입원을 했을 당시가 생각난다. 아내는 세 아이 모두 자연분만을 하지 못하고 제왕절개 수술로 출산했다. 출산하면 보통 일주일을 입원했다.

마침 점심시간일 때라 아내도 걱정이 되고 아이도 보고 싶어서 장사 중간에 잠시 나와 병원을 들렀다. 아내와 아이를 만나보고 1층 로비를 지나다가 그곳에 혈압 재는 기계가 있기에 아무 생각 없이 재봤다.

기계가 한 번에 측정을 못했다. 두 번, 세 번에 걸쳐 측정하더니 최고혈압 190에 최저혈압 140이 나왔다. 그때 마침 점심식사를 마치고 오신 의사선생님이 기계에서 흘러나오는 소리를 듣더니 '잠시 방으로 오시죠!' 라고 했다. 나는 무슨 일인가 싶었다. 의사가 다시 수동으로 재는 혈압기로 측정하더니 하는 말이 "아버님 나이가 어떻게 되시죠?" 하고 물었다. "서른한 살입니다." 이윽고 의사가 한참을 생각하더니 어렵게 말을 꺼냈다.

"아버님, 아이를 낳으셨으면 성년까지는 의무적으로 잘 키우셔야 하는데, 이런 상태로 계속 사시면 아이 초등학교 가기 전에 아버님 돌아가십니다."

그 말을 들은 나는 손발이 떨리고 한편으로 내 귀를 의심했다.

"아버님 지금 이 길로 곧장 내과를 방문하셔서 오늘부터 혈압 약부터 드시고 관리를 하셔야 할 것입니다. 아이 낳으시고 진심 행복해 보이셨는데 그 행복 오래 가려면 바로 내과를 찾으세요. 귀찮다고 다음에 가지, 내일가지, 그런 생각하시고 미루면 언제 돌아가실지 모릅니다."

나는 아무런 증상이 없는데? 저 의사 너무 오버 하는 거 아닌가? 하는 생각도 들었다. 그러면서 '뭐, 동네 내과가 먼 것도 아니고 한번 가보지' 하고 병원을 찾았다. 지금도 이용하고 있는 병원이다.

동네의원에서 다시 혈압을 측정했다. 10분 후 재고 또 10분 후 세 번을 쟀다.

의사는 "왜? 더 늦게 오시지 그러셨어요?" 하면서 농담을 던졌다.

그날 태어나서 처음으로 혈압 약을 먹었다.

의사 말이 "혈압 약만으로는 혈압을 낮추는 데 한계가 있어요." 그리고는 그 말이 끝나기 무섭게 "체중계에 올라가 보세요." 했다. 시키는 대로 체중을 쟀다. 한 10년 전쯤에 재보고 처음 재보는 기분이었다.

그 당시 체중이 92킬로 정도로 기억한다.

열심히 앞만 보고 달려온 내게 내가 살아야 하는 이유를 던짐과 동시에 삶의 의욕을 잃게 만든 계기였다.

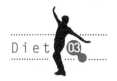

대인기피증

　　　　　　　　　　　　이 글을 쓸까, 말까 많은 고민을 거듭했다.
그러나 우리 스스로 그 잘잘못을 인정했고 또 다시는 그럴 일이 없을
것이기에, 앞으로는 더 성장할 수 있는 사람들이라 믿기에 글을 쓰기
로 어려운 결정을 했다.

　그러면 아내 이야기를 시작하겠다.

　아내는 내성적인 성격을 가졌다. 그런 성격에 열다섯 살 나이로 신
부가 되었으니 본인이 스스로 감당하기가 얼마나 힘들었을까.

　부산에서 태어난 아내는 내가 아빠를 떠나보낸 것보다 더 어린 세
살 때 엄마를 잃었다. 아버지는 이곳저곳 떠돌아다니셨으니 아내는 자
연스레 홀로 친척집을 전전하며 눈치를 보면서 자랐다.

그의 나이 열다섯 살 되던 해에 나를 알게 되었고 현실 도피처로 그는 나의 아내가 되었다. 기댈 곳 없던 아내는 따뜻한 내 말 한마디에 나와 부부가 되었다. 그 후 아내는 출산이란 걸 경험하게 된다. 지금에 와서 생각하면 너무도 힘들었을 아내가 눈에 보이지만, 그 당시는 나 역시 어렸던 데다가 돈을 번다는 이유로 아내의 마음을 보지 않았다. 아니, 어쩌면 보고 싶어 하지 않았을 수도 있었다. 내겐 그럴만한 여유가 전혀 없었으니 말이다.

　아이가 아이를 키우면서 아이만큼 눈물을 흘렸을 것이었다. 게다가 어느 누구와도 연락을 하지 않고 있었고 어떤 이웃과도 어울릴 수 있는 환경이 아니었다. 이웃은 우리 가정에 대해 궁금한 것이 많았을 테지만 우리는 이웃과 어울리고 싶지 않았을 테니 당연히 거리가 생길 수밖에 없었던 것이다.

　그렇다고 내가 퇴근을 하면 대화를 나눌 수 있는 형편도 아니었다. 내가 눈을 붙일 수 있는 시간은 고작 하루 세 시간이었다. 퇴근하면 잠들기 바빠서 누우면 5분도 안 되어 골아 떨어졌다. 그렇게 남편과도 대화를 못하니 아내는 자연스레 벙어리가 되어갔다.

　첫아이 출산후 8개월 쯤지나 지금의 둘째 아이를 임신하게 되었다. 아무도 관심을 가져주지 않는 환경에서 임신과 육아를 도맡아 했으니 그 얼마나 힘들고 외로웠을까. 그러다 보니 둘째 아이가 태어나고 시간이 좀 지나면서 아내가 차츰 이상하게 변하기 시작했다. 어찌 보면 이상한 일이 아니라 당연한 일일 수도 있겠지만.

아내가 열아홉 살이 되던 해에 아는 언니와 술을 마시고 난동을 피우다가 경찰서에 붙잡혀 있다고 연락을 받았다. 평소 내성적으로 조용하기만 하던 아내가 경찰서에서 소리를 고래고래 지르며 난동을 피우고 있었다. TV에서만 보던 주취 폭력자를 내 눈으로 직접 보게 되었다. 그것도 다름 아닌 내 아내가 그러고 있는 거였다. 너무나 놀라서 말을 잇지 못했고 내 눈으로 직접 보고도 도무지 믿겨지지가 않았다.

그게 주취 폭력의 처음이었다. 돌이켜 지금 생각해 보면 "여보, 나 힘들어. 나 좀 봐줘." 라고 울부짖었던 건 아니었을까 생각해 본다.

온 땅을 질질 끌고 엎어지고 구르고 난동을 피운 통에 몸은 상처투성이가 되었고, 아침이 되어서 잠이 들어 집에 데리고 오면 기억을 못했다. 그리고는 미안하다고 했다. 그렇게 난동을 피운 대가로 형사처벌 이 되어 50만 원의 벌금형에 처해졌다. 나는 처음이라 이해하려고 애썼고, 아내도 다시는 그러지 않겠다고 이야기를 했다. 다시 또 그래서는 안 된다고 생각했다.

하지만 그 뒤로도 6개월 간격으로 주취 폭력이 이어졌고 심지어 사람에게 폭력을 행사하고 경찰에게도 폭력을 행사해 또다시 공무집행

방해죄 및 폭행죄로 기소를 당했다. 처음에는 50만 원이었던 벌금이 70만 원, 100만 원, 120만 원, 150만 원, 200만 원, 이런 식으로 가중 처벌되었고 그 벌금만큼이나 아내의 주취 폭력의 수위도 점점 더 심해졌다.

당시 내 심정은 이혼을 해야지 하면서도 내가 거두지 않고 내치면 길바닥에서 비명횡사를 할 것이 뻔한데 어찌 내치나 하면서 매번 용서 아닌 용서를 해주었다. 그러면서 나는 삶에 의욕을 잃어갔다. 그동안 가족을 위해 정말 피눈물 나게 살아온 것이 억울하다 못해 차라리 내가 자살하거나 가출하고 싶은 심정 이었다. 잠자는 시간을 줄여가면서 일했고 오롯이 가족만을 위해 노력하면서 앞만 보고 달린 결과가 이런 것이라면 어찌 좌절을 안 할 수가 있겠는가?

그러나 내가 선택한 여자였고 내가 선택한 결혼이었다. 아내는 그저 나를 따라온 죄밖에 없다고 생각하면서 참고 또 참았다. 인생이 진짜 비참했고 나의 자존감은 이미 바닥이었다. 그때부터 나는 나 외엔 어떤 사람도 믿지 않는 병이 생겼다.

사실 돌이켜 보면 아내가 무슨 죄가 있겠는가?

어린 시절부터 아내도 사람이었고 여자였다. 남들처럼 학교에 다니고 싶었을 테고 눈칫밥 안 먹으면서 부모님에게 어리광 부리고 싶었을 것이다. 중학교는 졸업을 하고 싶었을 거고 고등학교 다니면서 친구들과 미팅도 하고 화장도 하면서 추억도 쌓고 싶었을 것이다. 스무 살이 되면 대학에도 다니면서 어여쁜 여자로 성장하고 취업준비도 착실히 하면서 잊지 못할 추억을 만들고 싶었을 것이다. 대학을 졸업하면 착실하게 직장생활하면서 여기저기 대시하는 남자들의 사랑도 받고 싶었을 것이다. 그 중에서 가장 멋진 남자를 골라서 예쁘고 행복한 연애를 즐기다가 양가 부모님 축복 속에서 결혼을 하고, 고소한 신혼생활을 만끽하다가 서로를 닮은 아이를 출산하고 싶었을 것이다. 독박 육아, 독박 살림이 아닌 먼저 눈에 보이면 집안 일 하고 아이가 울거나 하면 누가 먼저랄 것 없이 뛰어가면서 살았더라면, 과연 아내가 주취폭력 전과자가 되었겠는가?

어느 누구 하나 곁에서 대화할 사람이 없으니 온종일 TV 시청만 했을 테고 방송에서 나오는 화면을 통해 '나도 저렇게 살았으면 좋겠다' 하는 꿈을 꾸어보지 않았겠는가? 아내도 사람이다. 그리고 여자다. 사랑을 받고 싶고, 관심도 받고 싶었을 거다 .

아내는 요즘도 말한다. "난 세상에서 당신밖에 안보여. 애들도 필요 없고 난 당신만 보여." 결혼 23년차인 지금까지도 그런 말을 한다.

아마도 아내는 분명 자기가 가장 사랑하는 남편과 커피도 마시고 싶었을 거고, 아이 데리고 함께 산책도 하고 싶었을 그 흔한 외식도 하고 싶었을 것이고, 영화도 함께 보고 싶었을 거다.

내 아내는 지금도 돈을 함부로 쓰지 않는다. 5만 원만 넘으면 큰돈인 줄 안다. 어지간하면 새 제품보다는 중고카페에서 물건을 사고, 본인에게 쓰는 돈은 더욱 아까워한다.

이렇게 착한 아내가 좀 더 좋은 환경에서 자라주었다면, 또 너무 일찍 결혼해서 아이를 낳지만 않았더라면 아내는 분명 그렇게 나쁜 행동을 하지 않았을 거다. 제대로 배울 기회를 얻지 못했고, 그렇기 때문에 표현하는 방법을 잘 몰랐을 테고, 표현을 하더라도 내가 듣지 않았으니 그런 행동이라도 해서 아내는 내게 메시지를 주고 싶었는지도 모르겠다.

이 글을 쓰고 있는 요즘은 아내가 일단 술을 마시지 않는다. 술을 마시지 않기 때문에 폭력성이 나오지 않는다. 항상 기죽어 있고 눈치를 보면서 살았던 아내가 요즘은 그러지 않는다. 웃지 않았던 아내가 웃는다. 왜 그렇게 바뀌고 있을까? 무엇으로 인해 아내가 변할 수 있었을까?

이유는 간단하다.

어릴 때부터 너무 눈치를 보면서 살아왔고 나와 살면서도 그 긴 시간 내내 눈치를 보고 살았던 아내였다. 아내는 지금 다시 나와 연애를 시작했다. 영화도 보고 외식도 하고 여행도 자주 다닌다. 무슨 날이 되면 돈으로 빼빼로도 만들어 준다. 돈 꽃다발과 돈 티슈로 이벤트도 해준다. 체중 1킬로그램 당 금 1돈을 선물로 해서 이미 20돈을 받았고 그만큼의 감량도 했다.

무얼 받아서도 기분이 좋겠지만 더 좋은 건 어릴 때 못 받던 사랑을 받아서 행복해 하는 건 아닐까 하는 생각을 해본다.

지금은 이런 식으로 아내를 이해해 주는 너그러움과 여유가 내게 생겼지만 당시는 미치는 줄 알았다. 아내도 어렸지만 나도 어렸다. 죽어라 일만 하면 되는 줄 알고 살았는데 아내가 왜 저러는지 도무지 알수도 없었고 알고 싶지도 않았다. 사람 만나는 게 싫었고 누가 아내 안부를 묻는 건 더 싫었다. 아내가 창피했다. 사고를 쳤기 때문에도 창피했지만, 죽어라 일만 하는 나에게 왜 그런 행동을 보여주는지, 그래서 아내가 창피했다. 그리고 여태껏 잠도 제대로 못 자면서 열심히 살아온 내 자신에게도 창피했다.

사람이 싫었다.

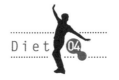

우울증

어릴 때 일이다. 열두 살 때 아빠가 세상을 떠날 때까지만 하더라도 난 그리 말이 없는 편은 아니었다. 그런데 아빠가 곁에 없어서인지 어린 내가 나도 모르는 사이에 많이 위축이 되었던가보다. 아빠가 없다고 놀리는 아이도 있었지만, 그보다는 친구들과 놀다가도 누군가 아빠 이야기하는 걸 듣기 싫었는지도 모르겠다.

그렇게 중학교에 입학을 해서는 말을 하고 싶어도 말을 더듬어서 할 수가 없었다.

"저,저,저,저,저...기 누,누,누,구야?" 하고 부르면 친구들이 답답해했다.

이상하게도 가족들이랑 이야기할 땐 약간 더듬긴 했어도 그렇게 심하게는 더듬지 않았는데, 친구들하고만 대화를 하면 내가 말하고도 이해가 안 될 정도로 더듬었다. 지금 생각해 보면 정신적으로 많이 위축이 되어서 그러지 않았나 싶다.

고등학교에서도 더듬으면 안 될 것 같아서 중학교 3학년 겨울방학에는 방 안에서 온종일 책을 읽었다. 책이 없으면 신문을 읽고 신문도 없으면 아무 글자나 소리 내서 읽었다. 방학기간 내내 나는 그렇게 말더듬이를 서서히 탈출했다.

방학이 끝나자 친구들에게 말을 걸어봤다. 그런데 말을 더듬지 않았다. 친구들이 신기해하며 축하해 주었다. 처음으로 관심을 받아본 기분은 이루 말할 수 없을 만큼 좋았다. 그 후로 내 성격이 180도 달라졌다. 내성적인 성격이 외향적으로 바뀌었고, 기가 죽어서 구석에 있던 내가 친구들을 리드하고 있었다.

고등학교 졸업 전까지 나는 활발한 성격 탓에 집은 가난했어도 행복한 삶을 살 수 있었다. 얼마나 많은 말을 하고 다녔는지, 지금도 종종 듣는 소리지만 친구들 입에서 "저 녀석은 물에 빠져도 입만 둥둥 뜰 거야." 라는 소리를 들을 정도로 정말 말이 많았다.

어린 시절 아빠의 부재로 성격이 소심해지고 위축해지다가 말더듬이까지 생긴 우울했던 중학생이 말더듬이 하나 고친 탓에 세상사는 게 즐거웠다.

그런데 결혼생활이 20주년쯤 되었을 무렵 문득 이런 생각이 나를 미치도록 우울하게 만들었다. 왜 갑자기 그런 생각이 들었는지는 잘 모르겠다.

"난 언제까지 이렇게 살아야 하지?"

생각을 하면 할수록 점점 슬퍼지고 눈물이 나고 괴로웠다.

애들은 다 컸는데 왜 내가 사는 현실은 이토록 다람쥐 쳇바퀴 돌듯 할까? 이렇게 살다가 늙어가고 죽으면 얼마나 억울해. 도대체 난 꿈이 뭐였지? 내게 꿈이란 게 있었긴 했나? 내가 하고 싶은 건 뭐지? 내가 잘 하는 건 또 뭐지? 하고 싶은 게 있으면 할 수는 있을까?

별의별 생각을 해봐도 답은 없었다.

이미 결혼생활 21년을 했는데 나는 여전히 의무감으로 일하고 있고, 눈을 뜨면 가고 싶지 않은 회사를 가야하니 왜 시간을 이런 식으로 버리고 사는 건지, 왜 나만 고생을 하는 건지? 하면서 결국은 아내를 원망하게 되었다. 도대체 내가 무슨 큰 죄를 얼마나 많이 지었으면 이 토록 큰 대가를 치르는지 알고 싶었다.

살인을 해도 형량 20년 이하를 받는 사람도 있다. 그런데 나는 사람을 죽인 것도 아닌데 왜 잠도 못자면서 이러고 있나? 20년 동안 열심히 일한 대가가 고작 '가난'이라니.

지금도 나는 가난한데, 앞으로도 가난할 게 뻔한데, 만약에 내가 큰 병에 걸려서 아프면 병원비조차 감당을 못해 치료도 못받을 것 같다는 생각을 하니 괜한 눈물이 나왔다.

혼자 외벌이로 일해서 내 집을 갖는 건 꿈도 못 꿀 일이다. 아니 그런 꿈은 꿔서도 안 된다.

아내는 단 한 번도 밖에 나가서 돈을 벌어본 적이 없다.

어린 나이에 아이를 낳고 본인 스스로에게 감당이 안 되는 생활을 하며 살았는데 그런 사람에게 돈을 벌어오라는 욕심은 단 한 번도 부려 본 적이 없다. 하지만 아내가 미운 건 자기계발이 없다는 거다. 오로지 내게만 기댄다. 그래서 어깨가 더 무거웠다.

한번은 아내에게 물었다

"나 죽으면 뭐 먹고 살래?"

"뭐, 되는대로 살겠지. 설마 굶어죽기야 하겠어?"

"그럼 넌 나 죽을 때까지 일 안 하겠다는 소리야? 뭐라도 배우는 게 어때?"

"하고 싶은 게 없어."

미치도록 한심했다. 더 이상 대화를 이어갈 수가 없었다. 나는 여태껏 하고 싶은 일 같은 걸 생각해 본 적이 없다. 어깨가 무겁지만 그래도 난 가장이니까 해보고 싶은 일보다는 해야 할 일을 했었다.

꿈이 없는 사람이나 죽은 사람이나 무슨 차이가 있을까?

어제와 똑같은 삶을 오늘도 하고 내일도 해야 하고, 1년 후에도 해야 한다는 것이 나를 미치게 했다. 그리고 이런 생각을 했다. 결혼생활을 20년 넘게 했으니 내 나이도 어느덧 마흔세 살이다. 앞으로 20년을 더 일할 수 있는데, 지금처럼 의무적으로 돈만 보고 일하다가 나는 예순세 살이 된다. 예순세 살이면 한참을 일할 나이인데 그때 가서도 나는 한 사람을 위해 또 일을 해야만 할지 모른다는 생각에 괴로웠다.

나도 하고 싶은 일이 분명 있을 거다. 아이가 어느 정도 다 컸으면 나 하고 싶은 걸 해야 한다고 생각한다. 나도 사람이다. 그리고 남자다. 남자로써 20년 이상 열심히 살았다고 자부한다.

하지만 내가 돈을 벌지 않으면 우리 집은 파산이 난다. 여태 아이들 키우느라 벌어놓은 돈이 없다.

우리 엄마도 아이가 크는 만큼 나이를 먹는다. 장인어른도 나이를 먹는다. 엄마는 그래도 아직 젊어서 일을 할 수 있지만 장인어른은 일을 못 하신다. 우리 엄마는 다행히 보험도 여러 개 들어둬서 만약에 아프더라도 병원비 때문에 걱정은 덜 하겠지만 장인어른은 보험도 없다. 만약에 편찮으시면 내가 또 그 짐을 져야 한다.

어느 날 문득 떠올랐었던 한 문장에 대해 사실 지금까지도 답을 찾지 못했다

"언제까지 이렇게 살아야 하지?"

살아보면 알겠지만 난 하고 싶은 일을 하면서 살고 싶었다. 회사생활은 한 달 먹고 사는 데는 충분하지만 그 돈으로 노후대책을 하기란 쉽지가 않다. 난 외벌이 남편이자 가장이니까.

'소명'이란 뜻을 아는가?

여러 개의 뜻이 있지만 내가 아는 소명의 뜻은 내가 해보고 너무 좋아서 여러 사람에게 알려 그 사람의 인생이 좋은 쪽으로 갔으면 한다는 뜻으로 알고 있다. 사람으로 태어났으면 하고 싶은 일을 찾는 것도 나쁘지 않다고 생각했다.

한 1년간 깊은 우울증에 빠져 느낀 것이 있다.

내가 슬퍼한다고 눈물을 흘린다고 술을 먹는다고 해서 달라지는 것은 아무것도 없었다. 내가 힘들어 하고 아파해서 삶이 달라진다면 얼마든지 그렇게 할 수 있겠지만 절대로 달라지지 않는다. 사람이 살면서 우울증이란 걸 모르고 살면 좋겠지만, 걸리더라도 너무 힘들게 방황을 하지 않았으면 한다.

내가 우울증을 벗어날 수 있었던 이유가 있다.

"세상은 무대이고, 호재 너는 주인공이야! 너를 사랑하다 보면 반드시 넌 행복한 주인공이 될 수 있어." 내가 다이어트를 한 이유이기도 하다.

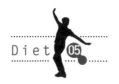

건강을 잃다

마흔에 우울증이 오면서 하루도 빠지지 않고 매일 술을 마셨다. 원래 술을 좋아하긴 했지만 술 마시는 횟수와 양이 늘었다. 그러면서 담배도 늘었다.

원래 내 몸은 내 몸이 아니고 돈 버는 몸이고 가정을 책임져야 하는 몸이라고만 생각했었다. 난 아파도 안 되는 사람이고 죽으면 더 안 되는 사람이라 생각했다.

책임져야 할 사람이 한두 명이 아니다. 그래서 난 아파서도 안 된다고 늘 생각했다. 직장 생활 중 5년 넘도록 단 한 번의 결근도 없이 난 아프지 않았다. 그런 현실이 슬프기도 했지만 아프지 않아서 정말 다행이었다.

회사는 출근해야 식구들을 건사할 수 있으니 퇴근하면 없던 약속이라도 만들어서 술자리를 잡든지 아니면 집에 들어가서 혼자 술을 마셨다. 술을 많이 마시면 아내에게 짜증도 냈다. 점점 정신이 미쳐 가고 있었다.

술을 많이 먹어서인지 정신은 항상 멍했고 담배를 많이 피워서인지 숨 쉴 때 섹섹 소리가 날 정도로 힘이 들었다. 혈압 약은 꾸준히 먹는데도 혈압은 점점 나빠지고 건강검진 때 중성지방이 260을 넘겼을 때다. 이제 나이 마흔에 벌써 이러면 어쩌나 생각이 안든 건 아니다. 수시로 '병이 나면 어쩌지?' 하는 생각이 들었다. 심지어 아내에게는 유언이라고 잘 들으라고 하면서 취중에 별의별 이야기를 다했다.

우울증이란 것은 정신병이기도 하지만 육체적으로 몸도 나쁘게 만드는 아주 고약한 병이란 걸 알았다. 내가 직접 겪어보니 이 글을 읽는 분들은 우울증 같은 나쁜 놈하고 안 친했으면 한다.

한번은 트럭에 짚을 싣고 바닥으로 뛰어내리다가 발목을 삐끗한 적이 있다. 이제 나이를 먹으니 안 다칠 곳에서도 다치는구나 하고 그냥 넘어갔다. 나중에 알게 사실이지만 그게 뚱뚱해서 그런 거였다.

술을 많이 먹었고 담배를 많이 피웠고 거기다가 몸도 뚱뚱하니 이런 몸을 건강한 몸이라고 할 수가 있나? 이건 누가 봐도 아픈 몸이 될 수밖에 없는 몸이다.

정신을 차려야지, 차려야지 하면서도 자신이 없었다. 내겐 그럴 용기를 낼만한 힘이 없었다. 알콜 중독, 담배 중독, 거기에 탄수화물 중독, 난 중독이 참 잘 되는 그런 사람이었다.

그러면서 그 중에 하나라도 고쳐야지 하는 생각을 늘 했다.

술 끊는 것이 쉬울까? 담배를 끊는 것이 쉬울까? 살 빼는 것이 쉬울까? 그 세 가지를 동시에 하는 방법이 가장 좋겠지만 나라는 사람이 그 가운데 하나라도 할 수만 있다면 대단하다고 스스로 생각했다. 그 중에서 어떤 것이 제일 쉬울까? 다시 생각했다.

지금도 그 마음에 변함이 없지만 그 당시에도 마음은 같았다.

담배가 제일 어렵고 술이 어렵고 그 다음이 살 빼는 거라고... 담배는 끊어볼까? 라고 생각해본 적조차 없었다. 술은 끊을 수는 있어도 그러면 안 된다고 생각했다. 약속이 있을 때만 먹을 수 있다면 그게 곧 끊는 것이라 생각했지만 그마저도 쉽지 않다고 생각했다. 그나마 살 빼는 건 안 먹으면 되는 거니까 가장 쉬울 거라고 생각을 했었다. 다이어트를 한 번도 안 해본 사람이라 그렇게 순수한 생각을 했었던 거다.

의사가 이렇게 살면 죽는다고 하니 그나마 깨끗하게 죽으면 괜찮은데, 만약에 죽지 않고 쓰러지면

어떻게 할 거냐고? 이런 말을 자주 듣던 때다. 나도 정신을 차려야

지, 차려야지 다짐을 했지만 그게 말이 쉽지 뜻대로 잘 되지 않았다.

정신 차려볼까? 생각을 할 때면 입에 담배가 물려 있고
정신 차려볼까? 생각을 할 때면 손에 술잔이 들려 있고
살을 뺄까? 싶을 때는 이미 폭식을 해서 배가 터질 것 같을 때 생각
을 했다.

그러면서 의지 탓만 했다. '나는 의지가 없는 사람인가 보다' 하면
서 스스로를 깎아 내리기만 했다.

한편으로는 아직 막내가 초등학생 밖에 안 되었는데 정말로 잘못되
면 어쩌나? 내가 어려서 아빠 없는 삶을 살아봐서 그 삶이 어떤 삶이
되는지 누구보다 잘 안다. 물론 막내에겐 든든한 누나와 형이 다 컸으
니 나와는 조금 다르겠지만, 그래도 아빠가 없는 삶은 가난을 이어받
을 가능성이 매우 크다는 걸 잘 안다.

처음 혈압 약을 먹을 때도 막내 때문에 뒤도 안 돌아보고 먹기 시작
을 했는데 우울증에서 빠져나오는 계기도 어쩌면 막내의 영향이 제일
컸다.

우울증이 남겨준 내 일상은 늘어난 주량과 담배 그리고 술과 함께
먹은 기름진 음식들이었다. 그 때문에 건강은 좋지 않았지만 상처를
받거나 아파하지는 않았고 해결책을 구하려고 노력을 했다. 몸은 비록

좋지 않았지만 정신적으론 건강했던 시기다.

걸으면 건강해질까? 하고 걸어도 봤지만 뼈가 부러질 것 같았다. 심지어 발바닥 통증이 동반되었다. '족저근막염'인 듯했다. 발바닥 가운데가 말 못할 만큼 아파왔다. 통증이 한 번 오니까 주기적으로 찾아와서 고통 속에 살았다.

지금은 그런 통증이 없다. 다이어트 후에 없어진 게 분명하다. 그러고 보면 다이어트가 가져다 준 선물이 한두 개가 아니다.

물이 건강에 좋다고 해서 물도 마셔봤다. 그런데 몸이 붓는다. 그래서 나와 물은 안 맞는 줄 알았다. 허리도 아팠다. 정확히 말하면 다리가 아팠다. 예전에 허리디스크 시술할 때랑 같은 증상이 찾아왔다. 걷다가 통증이 오면 다리를 내 손으로 때리거나 높은 곳에 매달려도 봤다.

다리가 아플 때마다 '다이어트를 해야 하나?' 생각을 하곤 했다. 심장이 수시로 따끔거리면 심장이 왜 이러나 생각을 했다. 술을 엄청 퍼마시고 그대로 기절을 하면 아내가 다음날 내게 이런 말을 했다.

"당신 자다가 죽는 줄 알았어." 자다가 숨을 안 쉰다고 했다. 무호흡증이 내게 있었다. 자고 나면 잠을 잔 것 같지도 않아서 온종일 피곤했다. 점심을 먹고 운전을 하면 내가 졸면서 운전하는 걸 수시로 느꼈다.

심지어 '교통사고 나서 죽겠네' 하고 생각을 했다.

그러면서 우선 탄수화물 중독 쪽을 고치기로 점차 결심을 하게 되었다. 더 정확히 말하면 '다이어트를 하자'는 것보다는 '건강한 몸을 만들자'는 게 맞는 말이다.

우울증으로 인해 난 내가 건강을 잃었을 거라고, 꽤나 오랜 시간 착각했던 것 같다.

물론 담배가 몸에 안 좋다. 하지만 두 갑을 피우는 사람이 세 갑을 피운다고 해서 얼마나 더 나빠지겠는가? 술도 몸에 안 좋다 하지만 두 병을 먹던 사람이 세 병을 먹는다고 해서 얼마나 더 나빠지겠는가? 세 병 먹고 걸릴 병이라면 두 병 먹고도 걸린다는 것이 내 생각이다.

결론은 정해졌다. 건강을 잃게 만든 건 우울증도 아니고 술과 담배도 아니고 오로지 뚱뚱한 것이 원인 이었다.

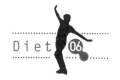

사는 게 재미없다

요즘 전투육아, 독박육아라는 단어가 유행이다. 처음 그 단어를 접했을 때는 왜 저런 단어가 나왔는지 매우 의아했다. 여자가 아이를 낳았으면 여자가 애 보는 것은 당연하다고 생각했다. 나는 한 번도 아이를 돌보지 않았으니 어쩌면 독박육아라는 말이 듣기 싫었는지도 모르겠다.

아내가 열여섯 살이던 1997년 10월 4일이 생각난다. 그 날은 내 첫딸이 태어난 날이다.

그 무렵 나는 20대인 스물두 살이었지만 아내는 중학교 3학년에 다닐 열여섯 살이었다.

요즘은 서른을 넘겨 결혼을 하는 여성도 우리는 노처녀라고 부르지 않는다. 여성의 결혼 적령기는 이미 서른을 넘겼기 때문이다. 그러나 내 아내는 너무 어린 나이에 결혼을 해서 아이를 낳았다.

좋은 부모님을 만나 따뜻한 가정에서 많이 배운 똑똑한 여성도 임신을 하고 출산을 하면 머리가 백지장이 된다. 그런데 내 아내는 친정엄마도 안 계시니 홀로 외롭게 고통 속에서 아이를 낳아 키웠다.

지금 글을 읽고 글을 쓰면서 나 자신에게 창피해지고 있다. 어린 아내가 당시 얼마나 힘들고 외롭고 죽을 만큼 고통 속에서 살았을지 이제서야 보인다. 젖은 부족하지, 아이는 배가 고프니까 계속 울지, 그러면서 아이가 울면 몹시 당황스러웠을 것이다. 아이를 간신히 재우고 나서 남몰래 울기도 많이 울었을 것이다.

요즘은 산후조리원을 필수로 거치는 세상이지만 내 아내는 가난 때문에 아이 셋을 출산하면서도 산후조리원이란 곳을 한 번도 가본 적이 없다. 친정엄마도 안 계시니 산후조리를 따로 해줄 분도 없었다.

시어머니가 대신 출산조리를 도와주셨지만 얼마나 불편했겠는가? 한마디로 아내는 산후조리도 제대로 못했다. 그나마 다행인 것은 덩치가 있어서 그런지 어린 나이에 출산했음에도 아직까지 출산 후유증은 없다. 첫 아이를 낳고 얼마 되지 않아서 둘째를 임신했으니 둘째를 출산하면서 지옥 같은 고통은 더 커졌을 게다. 남편은 일 한다는 핑계로

애를 봐주지 않았으니 마트를 갈 때면 하나는 업고 하나는 안고 갔다.

이런 아내가 사는 것이 재미있었겠는가? 또래 친구 나이되는 애들이 교복을 입고 학교를 가는 모습을 볼 때 아내의 심정은 어떠했겠는가? 이런 아내에게 우울증이 안 오면 그게 이상한 거였다.

살면서 재미를 갖고 산다면 이 얼마나 행복하겠는가. 잘 사는 사람은 돈이 많은 사람이 아니다, 돈이 많은 사람은 단지 부자일 뿐이다. 잘 사는 사람은 내가 하고 싶은 일을 하면서, 삼시 세끼 라면을 먹더라도 행복하다고 여기면 그게 잘 사는 거다.

지금에 와서 생각하면 22년 전의 내 아내는 참으로 대단한 사람이다.

나는 오롯이 내 생각만 하면서 아내가 징징 되면 "네가 뭐가 힘들어? 나가서 네가 돈 벌어 올래?" 했던 그 말이 부끄럽다. 나는 그 당시 나만 힘든 줄 알았다. 아이를 돌본다는 것이 힘들다는 생각을 전혀 해본 적이 없었으니 말이다. 지금까지도 그 당시 힘들었던 아내에게 "수고했어, 고생했어." 라고 제대로 이야기해본 적이 없다.

다이어트 하기 전에는 나도 사는 것이 재미없었다. 하고 싶은 일은 정말 많은데 가기 싫은 회사를 나가려 하니 죽을 맛이었다. 몸은 또 왜 이렇게 뚱뚱한지, 출근하기 위해서 옷을 입을 때마다 배가 눈에 거슬렸다.

몸은 여기저기 안 아픈 데가 없고 심지어 숨 쉬는 것조차 힘들었다. 그러면서도 저녁에 술과 함께 할 안주를 생각했다. 남들은 뭐가 먹고 싶네, 뭐가 먹고 싶네 하지만 난 매일 뭘 먹을지 고민을 했다. 다이어트 안 하는 사람은 뚱뚱하건 말랐건 먹고 싶은 것이 없다. 먹고 싶을 때는 언제든 먹고 싶은 걸 다 먹으면서 사니까 그런 거다.

시간되면 일하러 가고, 시간되면 퇴근하고, 그렇게 한 달이 지나면 월급을 받으면서 생각 없이 살다가 나이만 먹는 건 아닐까 하는 생각을 가끔씩 했었다.

예전에 비하면 아이는 다 컸고 이제 막내 하나만 키우면 된다는 생각을 해서인지 생각 자체도 좀 나태해졌다. 통닭 한 번 사먹을라 치면 참고 또 참았다가 한 달에 두 번 정도 먹고 살았을 적에는 사는 것이 재미가 있는지 없는지도 몰랐다. 일하는 기계처럼 살다가 지금은 많이 편해져서 그런 것 같다. 지금은 치킨이든 뭐든 먹고 싶은 것이 있다면 다 먹을 수 있는 여유가 있고, 반 지하에 살다가 아파트에 살아보니 배불러서 그런 것일 수도 있겠다.

보통의 사람들은 연애를 먼저 한다. 그리고 나서 결혼을 한다. 그 다음에 아이를 낳고 키운다. 하지만 우리 부부는 반대다. 아이가 생겨서 결혼을 했었고, 지금은 연애를 한다. 나는 아이를 위해 부모가 희생하는 걸 싫어한다. 내가 이기적인 아빠라고 해도 괜찮다. 세상이 있어서 내가 있는 것이 아니고 내가 있기에 세상도 있지, 내가 없는 세상은 필요도 없다고 생각하는 사람이다.

우리 집에서는 20세가 되는 2월이면 내 집에서 나가야 한다. 그 시기가 고등학교 졸업이다. 나는 대학가는 것을 싫어한다. 대학을 진심으로 가고 싶다면 본인이 결정해서 가면 된다. 학자금 대출을 받든지 돈을 벌어서 대학을 가든지 그건 본인의 몫이다.

나는 아이들에게 종종 이야기했다. 아빠와 엄마는 어린 나이에 너희들 키우느라 돈 버는 기계처럼 일하면서 맛있는 걸 먹어본 적이 없다고. 그래서 너희는 스무 살 2월이 되면 나가야 한다고 세뇌를 시켰다. 그래서 그런지 지금 우리 집에 두 아이는 없다.

5년 전쯤부터 우리 부부는 전국여행을 목표로 다니고 있다. 아직 절반도 못 다녔다. 여행도 자주하니까 그렇게 좋을 수가 없다. 감흥이 새롭다. 예전에는 한강을 보고 참 넓다고 생각했는데 바다를 본 후로는 그냥 강이구나 생각한다.

사람은 새로운 것을 찾는 걸 좋아하는 것 같다. 안 먹어 본 것이 있으면 먹어보고 싶은 것처럼, 또 신상이 나오면 사고 싶은 것처럼 말이다.

먹는 것도 흥미가 없고, 여행도 흥미가 없고, 하고 싶은 건 하지도 못하고, 몸은 뚱뚱해서 움직이는 것도 귀찮고, 과거에 비해 배부른 소리지만 정말 사는 것이 재미가 없었다. 하고 싶은 일을 매일 꾸준히 찾으려고도 노력을 했다. 내가 할 수 있는 환경에서 새로운 취미를 찾으려고 애를 써본 적도 있었다.

요리하는 걸 좋아해서 아내와 아이와 셋이 만들어 먹어도 보고, 책을 읽으려고 책을 빌려온 적도 있고, 예전처럼 배드민턴을 할까도 생각해 봤다.

그런데 요리를 해서 먹으니 아이와 나 그리고 특히 아내가 살이 쪄서 이 취미를 가졌다간 같이 먹은 세 명 모두 뚱뚱한 가족이 될 것 같아서 포기했다. 책을 읽으려고 빌려온 책은 머리말도 다 읽기 전에 잡생각이 나서 다음에 읽어야지 했는데, 그 책은 지금 어디에 있는지도 모른다. 10년 전 처음 배드민턴을 하다가 5년 전에 접었는데 다시 해보니 숨이 차서 죽을 수도 있겠다 싶어서 포기. 운동이란 운동은 숨차고 관절 나갈 것 같다는 생각이 먼저 들었다.

음악을 특별히 좋아하지는 않지만 들으려고 노력은 해봤다. 그런데 역시나 안 되었다. TV를 좋아하지 않지만 드라마 몰아보기도 해봤다. 남들이 그렇게 재미있다고 하는 '도깨비'를 봤는데 나는 별로 재미가 없었다.

아내가 왜 그렇게 심심한 것을 싫어하냐고 물은 적이 있다. '그냥 사는 것'이 싫다는 대답을 해줬다.

남들도 그냥 산단다. 하지만 우린 그냥 서른일곱, 마흔세 살이 아니다. 결혼 23년차다. 여자 나이 기준으로 서른에 결혼했다고 치면 지금 쉰세 살이나 마찬가지다. 쉰세 살에 사는 것이 재미없으면 그건 불행한 일이다.

그렇게 나는 재미없는 삶을 살고 있었다.

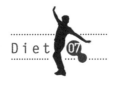

극복하다

요즘은 자수성가를 하기가 무척이나 어려운 시기이다. 과거 대한민국이 발전을 할 때와는 다르다. 나는 어렸을 때 부자가 되고 싶은 생각을 해본 적이 있지만, 성인이 되어보니 대한민국에 내 이름으로 된 집 한 채도 사기도 어렵다는 걸 알게 되었다. 그 순간 내 꿈은 부자에서 잘 사는 사람으로 바뀌었다. 2002년 월드컵이 대한민국에서 개최되었다. 대한민국이 한 편의 드라마보다 더 드라마 같은 월드컵 4강에 진출을 했다. 이건 기적이었다.

과거 지하방에서 월세로 살았을 때는 먹고 싶은 것도 먹지 못하면서 살았다. 분유 값이 없었던 적도 여러 번 있었다. 차도 없었다. 오토바이가 내 차라면 차였다. 영화를 본다거나 책을 읽는다는 건 부자들이나 하는 것인 줄 알았다. 여행 같은 문화생활은 꿈조차 꾸질 못했다. 당시 한 개의 직업으로 먹고 살 수 있다면 난 목숨을 바칠 각오도 있었다.

지금은 비록 임대 아파트이고 작은 아파트지만 그래도 깨끗한 곳에서 산다. 무슨 음식이든 먹고 싶으면 돈 생각 안 하고 먹는다. 심지어 맛집을 찾아다니면서 먹는다. 심심할 때 아내에게 영화나 볼래? 하고 말을 한다. TV에서 배경이 좋은 곳이 나오면 주말에 놀러도 간다. 회사에서 내어준 차지만 중형차도 타고 다닌다. 책 읽을 시간도 있다. 매주 3권씩 책을 읽고 3권씩 구매하려고 한다. 주 5일 근무하는 회사 한 곳만 다닌다. 빨간 글씨는 전부 놀고 있다.

과거에 비하면 지금 살고 있는 모습은 대한민국이 월드컵에서 4강에 진출한 기적과도 같다.

사람의 욕심이 한도 끝도 없다지만 나는 과거에 비하면 행복하고 사는 것이 즐거워야 하는데 왜 즐겁지도 행복하지도 않은지, 그 이유가 무엇일까 수도 없이 생각해 봤고, 즐겁게 살려고 노력도 많이 해봤다. 물론 다 실패란 아이를 봤지만.

2016년 중 내가 가장 잘한 일을 뽑으라면, 난 한 순간도 망설임 없이 '다이어트'라고 말할 수 있다. 내가 만약에 그때 다이어트가 아닌

다른 즐거움을 찾았다면 다이어트가 아닐 수도 있었겠지만, 나는 다이어트를 선택했고 세상 어떤 취미보다도 다이어트가 즐거웠으며 행복했다.

다이어트에 성공해서 먹어도 안 찌는 몸이 되어 더 이상 다이어트를 하지 않아도 되었을 때는 기쁨보다 오히려 아쉬움이 더 컸다. 내가 105킬로가 아니고 150킬로 나가는 사람이었다면 더 좋았을지 모르겠다는 생각을 했었다.

아내와 함께 데이트하고 맛집을 찾아가서 먹고 여행가고 선물하고 이벤트해 주고 하는 걸 기록으로 남기기 위해 블로그를 시작했다. 처음에는 블로그를 어떻게 하는지도 잘 몰랐고 글 올리고 하는 것만 겨우 배워서 그냥 대충했다.

나도 처음엔 남들과 같이 다이어트를 몰래 시작했었다. 작심삼일이라고 나는 포기가 엄청 빠른 사람이란 것을 나도 안다. 몰래 다이어트 했다가 역시나 실패를 했다. 그러다가 블로그를 통해 공개 다이어트를 했다. 처음엔 101킬로 체중의 사진을 올리려니 남들이 욕할까? 하는 생각이 들어서 체중계 사진은 올리지 않았다.

다이어트를 2주 정도 하니 성공할 수 있을 것이라는 확신이 있어서 모든 걸 전부 공개했다.

매일 아침 체중계에 올라가면 웃음이 났다. 그렇게 사진을 찍어서 블로그에 올리면 이웃 분들이 칭찬을 해주었다. 그때나 지금이나 나는 다이어트가 어렵다고 생각하는 사람, 그리고 다이어트가 괴롭다고 하는 사람, 다이어트가 힘들다고 하는 사람, 다이어트가 배고프다고 하는 사람을 이해 못한다. 나는 경험을 하지 못했기에 겉마음은 이해를 하지만 속마음은 이해를 못한다.

점점 말라가는, 아니 정상체중으로 가는 나를 보면서 세상 많은 사람들에게 관심을 받았다. 내가 살면서 이렇게까지 관심을 받았던 적이 있었던가? 없었다고 단정할 수 있다.

블로그 이웃님들의 관심과 내가 아는 지인들의 관심을 받았고, 심지어 방송국에서도 연락이 와서 출연을 했다.

나는 살아생전 인터넷으로 뭘 사본 적이 없다. 필요하면 아내에게 말하면 아내가 사주었다. 쇼핑을 하는 사람도 이해하지 못했다. 더구나 아내처럼 사지도 않을 아이 쇼핑은 더더욱 이해를 못했다. 이해는 커녕 한심하게 생각했다. 저 시간에 나라면 다른 걸 하겠다고 생각했다.

그런 내가 인터넷으로 옷을 보면서 웃고 있었다. 사실 체중이 25킬로 이상 감량이 되면 옷을 한 번에 바꿀 수가 없다. 사람 몸이 100킬로에서 한 번에 75킬로가 된다면 옷을 한 번에 바꿀 수 있지만, 서서히

100그램씩 감량이 되니 어느 날 도저히 옷이 커서 안 맞을 때 사야한다.

과거에는 옷을 살 때 고민을 한 적이 없다. 수십만 원짜리 옷도 10분이면 샀다. 제일 큰 사이즈 고르면 됐다. 그냥 입어보지도 않았다. 점퍼 정도만 걸쳐보았지 바지는 입어보지도 않았다. 그냥 42인치 사면 됐으니까.

지금이야 살이 빠지지도 더 찌지도 않으니 허리 30인치 사서 입으면 되지만 살이 빠지는 과정에선 고민을 해야 했다.

36인치 정도인데 옷마다 크게 나오는 것과 작게 나오는 곳이 있다. 그러니 입어 봐야한다. 입어서 좀 크다 싶으면 절대 사면 안 되기 때문이다. 딱 맞는 것보다 꽉 끼는 옷을 고르면 된다. 체중이 계속해서 감량되니 작을수록 좋다.

체중이 12킬로 정도 줄었을 때 양복을 산 적이 있다. 지인 결혼식을 가야 하는데 양복이 너무 커서 입을 수가 없었다. 더 빠질 것을 알지만 기분 좋게 샀다. 그 후 13킬로 더 빠져서 그 옷은 더 이상 입을 수 없는 옷이 되었다. 못 입어도 입는 것보다 기분이 백배 좋았다.

다이어트를 안 하는 지금도 인터넷으로 아이 쇼핑을 한다. 안 살 것을 쇼핑하는 사람을 이상하게 봤는데 웃으면서 내가 그 짓을 하고 있다.

과거에는 수십만 원짜리 옷을 사면서도 기분이 좋기는커녕 엄청나게 나 자신에게 화가 나서 매장을 나섰지만 요즘은 1만 원짜리 옷을 사도 기분이 좋다. 이 옷도 입어보고 저 옷도 입어보는 재미를 그전에는 알지 못했다.

리틀 부부로 살 때에는 고생을 하면서 사는 걸 당연하게 여겼지만, 먹고 살 만할 때에도 난 행복한 사람도 아니었고, 웃는 사람도 아니었으며 행복한 사람은 더더욱 아니었다.

다이어트 기간은 총 244일이 걸렸다. 나는 이 기간 동안 세상에서 가장 완벽하게 행복한 사람이었다. 다이어트는 힘든 것이 아니고 힘이 나는 것이고, 다이어트는 슬픈 것이 아니고 기쁜 일이며, 다이어트는 배고픈 것이 아니라 뱃속이 편안해지는 것이며, 또한 다이어트는 우울한 것이 아니고 행복한 것이다.

결코 짧지 않은 내 인생 42년을 일수로 환산하면 1만 5천 330일이다. 나는 그 중에서 다이어트 기간인 244일이 최고로 행복한 시간이었다고 말할 수 있다. 다이어트를 힘들게 하지 않았기에 성공이 가능했고, 다이어트는 내 건강도 살려줬지만 재미없던 내 삶을 행복한 삶으로 바꿔놓았다. 한마디로 새로운 인생을 살고 있다는 것이 맞는 말이다.

내가 힘들게 다이어트를 했다면 나는 지금 이 책을 쓰지 못했을 것이다.

내가 힘들게 다이어트를 했다면 나는 지금 다이어트 사업을 못하고 있을 것이다.

내가 만약에 다이어트를 실패했다면 지금 낮밤 안 가리고 삶을 원망하면서 술을 마시고 있었을 것이다.

항상 원망을 하면서 살았던 내 인생이었고, 애써 20년 후까지 생각하면서 아내를 원망하고 있었을 것이다. 다이어트는 힘들게 살았던, 외롭게 살았던, 비굴하게 살았던, 우울하게 살았던 인생을 새롭게 바꿀 수 있다.

나는 오늘도 내일도 앞으로도 매일 행복한 삶을 산다.

나는 이제 다이어트를 하지 않지만 내겐 다이어트 제자들이 있다.

나에게 오는 제자들의 우울한 인생을 행복한 인생으로 바꾸는 것이 내 소명이니 나는 행복한 남자다.

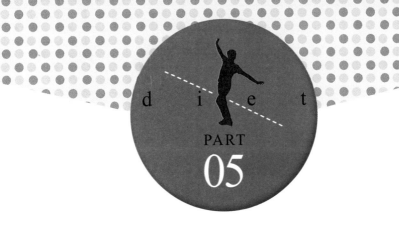

PART
05

새로운 인생을 만나다

● ● ●

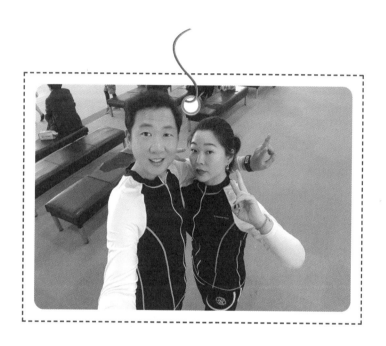

"아내는 인생 최저체중이라며 즐거워하지만,
앞으로 정상체중인 미용체중까지 13킬로를 더 감량하려고 한다.
한때 90킬로이던 아내가 54킬로까지 감량을 한다면 '90킬로 인생' 보다
'54킬로 인생' 이 훨씬 아름다울 거라고 확신한다."

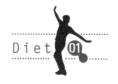

누구나 쉽고 재미있게

나는 과거에 배드민턴을 배웠다. 배드민턴을 배운다고 하니 뭘 그런 걸 배워? 그러시는 분도 있을 텐데 동네 약수터에서 부부끼리 툭툭 치는 것이 아니고, 선수는 아니지만 흉내 정도는 내려면 레슨을 별도로 받아야 했다. 배드민턴으로 운동을 해야지 하고 시작한 건 아니었다. 장사하던 시절, 가게 근처에 시에서 운영하는 배드민턴 연습장이 있었는데 오가는 사람들이 선수보다 더 멋진 옷을 입고 땀을 흘리는 걸 볼 때면 '와~ 나도 하고 싶다' 그런 부러움이 있었다.

그 당시만 해도 그럭저럭 먹고 살만 했다. 그래서 라켓을 22만 원인가 주고 2개를 샀고, 가방이랑 신발이랑 해서 100만 원 좀 안 되게 비용이 들었을 거다.

　배드민턴을 평소 우습게 여겼던 사람인데, 경기장에 가니 노인 분들이 생각보다 많으신 거였다. 그 중의 한 어르신이 "내가 좀 받아줄게, 들어와." 하셨다. "아니, 어르신 다치시면 어째요?" 하니 웃으셨다.

　서브를 넣으니 어르신께서 셔틀콕을 꼭 내가 받을 수 있는 만큼만 보내시는 것이다.

　뒤로 갔다가, 앞으로 갔다가, 옆으로 갔다가, 2분도 채 못 버티고 바닥에 주저앉아서 숨을 헐떡헐떡 거렸다. 그러면서 그때 알았다. 배드민턴이 세상 힘든 종목이란 것을. 그리고 나는 결심을 했다. 재미로 해야지, 이걸 잘 하려고 하면 오래 못하고 관두겠다 싶었다.

　평소에 운동을 안 하던 사람이 운동을, 그것도 배드민턴을 하면 안 아픈 곳이 없다. 팔이며 다리며 등이며 전신운동답게 전부 아프다. 하루 2시간 운동을 하면 너무 아플 것 같아서 처음에는 30분 정도만 가볍게 1주일 동안 하고 그 시간을 점차로 늘려 나갔다.

　새로운 신입들을 보면 열정으로 가득차 있었다. 그런데 그 비싼 비용을 들여서 장비를 구매하고는 겨우 3일 운동하고 그만두는 분들을 정말 많이 봤다.

스스로가 하고 싶어서 결정을 했을 테고, 비싼 비용을 치를지 고민도 많이 했을 테고, 또 가족 눈치도 보면서 구매를 했을 것이다. 3일하고 그만두는 사람이 부자이면 상관없겠지만 일반사람 같으면 그냥하늘에 100만 원을 날린 셈이 된다. 배드민턴이 보다 쉽고 덜 아프고재미있었다면 민망함을 뒤로 하고 그만두지는 않았을 것이다.

어떤 운동을 하건 처음엔 다 아프다. 안 쓰던 근육을 쓰니 아픈 것이 정상인 거고 안 아픈 것이 오히려 비정상인 거다. 하지만 너무 아프면 참기가 어렵다. 덜 아프면서 재미있고 즐겁다는 보상이 더 크면 오랜 기간 할 수 있게 된다. 재미있지도 않고 아프기만 하면 운동선수가아닌 이상 누가 하겠는가?

레슬링 선수들 하는 운동이 재미가 있을까? 어디 하나 안 아픈 곳이없을 테니 실제로 선수들도 연습하기 싫어할 것 같다. 그렇다, 아프다.매일 아프고 괴롭다. 하지만 금메달이라는 목표가 있으니까 이 악물고버티는 것이다. 선수들이 지난 4년 동안 아무리 고통스럽고 괴로워도참을 수 있었던 건 금메달이라는 보상이 더 크기 때문이다.

우리는 일반인이니 무얼 하든지 즐길 수 있는 것을 해야 한다. 그것이 운동이든 다이어트든 말이다. 다이어트를 하는 분들 중에도 어려부류의 사람이 있다.

한 5킬로쯤 뺐으면 좋겠다고 하시는 분들은 욕심이라고 생각한다. 물론 자기만족이다.

내가 여기서 5킬로를 더 감량하면 예쁠 것 같다는 분들은 미용 때문에 다이어트를 하는 분이고, 나처럼 10킬로 이상 감량을 해야 하는 사람은 미용 목적도 있겠지만 건강을 위해서 꼭 해야만 하는 것이라 생각한다. 뚱뚱하다고 모두가 우울하고 건강하지 않은 것은 아니다. 하지만 병원에서 살을 빼라고 권유를 받은 모든 분은 반드시 다이어트를 해야 한다.

새로운 인생을 만나고 싶지 않은가? 지금의 나로 살아온 것도 나쁘지는 않더라도, 정상체중으로 앞으로의 새로운 삶을 만나보고 싶지는 않은가?

알고 보면 다이어트 별거 아니다. 어려운 건 더더욱 아니다. 여태껏 어려운 다이어트만 해서 어렵다고 생각하는 것뿐이다. 쉬운 다이어트를 하는데 어렵다고 하면 말이 안 되는 거다.

물론 세상의 모든 다이어트에는 절제라는 것이 따른다. 나쁜 습관을 고치는데 절제를 안 하면 세상 모든 다이어트는 안 하는 편이 좋다. 하지만 새로운 인생이란 보상이 기다리고 있는데, 겨우 몇 달을 못 참으면 계속해서 지금의 삶보다 더 나빠질 것이다. 살 빠지면 하고 싶은 일이 너무나 많이 생긴다. 평소 꿈도 못 꾸던 운동도 할 수 있다. 옷 사러 아울렛 매장 가서 하루 종일 행복한 웃음 지으면서 입었다, 벗었다를 반복할 수도 있다. 배고프면 밥 먹고, 커피 마시고, 그러다가 다시 온종일 입어보기를 반복하다가 맘에 드는 걸 한 개만 사고 나와도 세상 어떤 하루보다 행복한 하루가 될 것이다.

다이어트를 하면 먹고 싶은 것도 많아진다. 하지만 보통은 참는다. 그러나 다이어트 할 때 먹고 싶은 것이 있다면 참지 말고 먹으면 된다.

하루 안 먹는다고 해서 엄청나게 감량되는 걸 보았는가? 하루 종일 계속해서 먹는 것도 아닌데, 한 끼 정도는 먹고 싶은 것이 있으면 먹어도 된다. 어떤 음식이든 가리지 않고 먹어도 관계없다. 음식에 거부감이 생기면 다이어트에 도움이 안 되니까 거부감 없이 맛있게 먹으면 된다. 그 한 끼 먹는다고 1킬로, 2킬로 증량되지 않는다. 또 증량이 되면 어떤가. 다이어트 기간을 넉넉히 잡고 하면 하나도 문제가 되지 않는다.

다이어트를 하는 목적이 무엇인가? 먹으려고 다이어트 하는 것이 아닌가? 다이어트를 하는 목적이 안 먹으려고 하는 것이라면 차라리 다이어트를 하지 마라. 세상에는 맛있는 음식이 많다. 남들 먹고 사는데 나도 먹고 살아야 한다. 참는 것이 쉬운 다이어트일까, 먹는 것이 쉬운 다이어트일까?

크리스마스 이브에는 케익이라도 먹고, 치킨이라도 먹어야 한다. 그거 안 먹는다고 엄청나게 체중 감량 되는 것도 아니다. 가족 모임이 있는데 나 혼자만 안 먹으면 분위기가 이상하지 않을까? 아마 나 때문에 다른 사람들도 입맛이 떨어질지 모른다. 그러니 먹을 땐 세상 즐겁게 행복하게 먹으면 된다.

그렇다고 매일 맛있는 것을 먹으면서 다이어트를 할 수는 없다. 아직까지는 그런 다이어트 방법은 없다.

매일 먹을 수는 없지만, 그렇다고 삶에 지장을 주면서까지 다이어트를 할 필요는 없다는 것이다.

생각의 차이를 바꾸면 누구나 쉽고 재미있게 다이어트를 할 수 있다. 그렇다고 다이어트 이거 만만하게 봐서도 안 된다. 하는 방법은 쉽지만 뚱뚱한 체중만큼, 감량의 목표만큼 기간을 여유 있게 넉넉히 가져야 한다. 보통 6개월이면 누구나 다 정상체중으로 가지만, 6개월도 날짜로 환산하면 180일이다. 길다면 길고 짧다면 짧은 기간이다. 중간에 조급한 마음으로 본인을 닦달하면 본인 스스로 포기하게 된다.

살 빠지는 걸 즐기면 다이어트 기간이 고통이 아닌 세상 행복한 나날이 된다.

나는 다이어트 기간 244일이 너무 행복했다. 후유증이 있다면 옷값이 많이 들었다는 것 외엔 없다. 이글을 읽고 다이어트 결심을 하는 분이 있다면 옷 살 때 행복한 마음을 꼭 느껴보셨으면 좋겠다.

어차피 살이 빠지면 사람 마음이 너그럽게 변하긴 했다. 뚱뚱할 땐 조금만 화가 있으면 어찌할 바를 몰랐는데 요즘은 부처님까지는 아니더라도 '그냥 그러려니'가 잘 된다. 예전 같으면 다툴 일에도 '저 사람이 뭐 기분 나쁜 일이 있었겠지' 하고 넘어가게 된다.

다이어트는 더 이상 고통이 아니고 '재미있다'는 인식이 왔으면 한다.

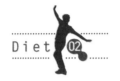

살 빼는 일은 즐겁다

불우했던 아내였다. 굉장히 똑똑한 여자다. 어릴 때 환경이 그랬고 도피처로 결혼을 선택했는데, 결혼생활이 지옥보다 더하면 더했지 덜 하지는 않았을 것이다.

지금은 결혼 초만큼 힘들지는 않다. 오히려 다른 여자들에게 부럽다는 말을 많이 듣고 있다. 그도 그럴 것이 벌써 스물두 살이나 된 딸이 있고, 스무 살 아들이 있고, 열두 살 막둥이가 있다. 이것만 말해도 같은 아내와 동갑내기인 82년생이 이 글을 본다면 세상 부러워 할 것이다.

어느 하나 손이 가는 애들이 없다. 남들은 방학기간에 아이들 키우느라 힘들 테지만 우리는 방학에 애들이 없다. 막내가 형과 누나가 살고 있는 집으로 가서 방학이 끝날 때쯤 오기 때문이다. 그 말인즉 아내는 혼자다.

블로그에서 이웃님들 중 주부들께서 가끔 이런 말을 했다.

"혼자만의 시간을 가지고 싶다"고.

아내는 언제고 마음만 먹으면 혼자 여행을 다녀올 수도 있고, 친구랑 여행을 얼마든지 다닐 수 있는 조건이 있다. 공부를 하고 싶으면 해도 되고, 배우고 싶은 취미가 있다면 배우면 된다. 차를 한 대 사고 싶으면 차 가격만큼 일해서 사면 된다. 내가 버는 돈으로 우리 집 생활은 가능하다.

커피 마시고 싶을 땐 커피숍 가서 친구랑 수다를 떤다고 아내에게 뭐라고 할 사람이 없다. 친정에 가서 한 달을 있어도 뭐라고 할 사람이 없다. 하고 싶은 것이 있고 그걸 할 수 있는 시간이 있다면 그것만으로도 '행복한 여자' 아닐까?

82년생이면 아직 시집을 못간 여성도 있을 것이고, 아이가 갓돌 지난 여자도 있을 것이고, 돈 걱정 하는 여자도 있을 것이다. 그런데 아내는 이미 결혼도 했고, 아이도 다 컸고, 돈 걱정은 안 해도 된다.

하지만 아내는 '행복한 여자'가 아니었다. 적어도 다이어트를 하기 전까지는 그랬다.

나에게는 아내에게 바라는 것이 하나가 있다. 아내는 지금까지 혼자서 무얼 해본 적이 없다. 어릴 때 결혼해서 답답한 나와 살면서 내가 시키는 일만 했지 알아서 한 것이 하나도 없다.

물고기를 잡으라고 하면 잡았고, 물고기를 잡는 법만 알려 주려고 했다. 하지만 곧 아내가 물고기를 잡고 싶어 할 것 같다.

사실은 오랜 기간 동안 못해서 그렇지, 안 한 것은 아니다. 아무도 해보라고 권유를 안 했으니 스스로 할 수 있는 기회가 없었던 거였다. 남들은 우리가 어릴 때 얼마나 고생을 했는지 알고 싶어 하지 않는다. 그냥 눈에 보이는 것만 볼 뿐이다. 우리 아이가 크고 상대방 아이가 작으면 그것만 부러워한다. 아내는 시간이 많고 본인은 시간이 없으면 시간 많은 아내를 부러워한다.

아내를 부러워하는 건 당연한 일이다. 아내는 부러움을 듬뿍 받아도 되는 자격이 충분하니까. 하지만 아내는 아직까지 시간을 어떻게 써야 잘 쓰는지 모른다. 아내는 뭐가 하고 싶은지를 모른다. 꿈도 꾸어본 사람이 꾸는 것인데, 아내는 꿈을 꿀 여유와 시간이 없었다.

남들은 부러워하는데 정작 본인은 낯빛이 어둡게 다녔다. 옷은 펑퍼짐하게 입고, 먹는 것조차 눈치를 보면서 먹었다. 남편은 다이어트에 성공해서 내 앞에서는 다이어트 말도 못 꺼냈다. 내가 매일 돈 주고 하는 다이어트가 안 좋다고 누우이 말하고 다이어트처럼 쉬운 것이 어디 있냐고 말하니 내 앞에서 어찌 다이어트를 하겠는가?

늘 패배의식을 가졌던 아내는 우울증 아닌 우울증이 있었던 거였다.

분명 열여섯 살에 첫 아이를 낳을 때보다는 지금이 행복하고 좋아야 하는데, 먹고 살만 한데도 아내는 여직 행복하지 않았다.

내가 협박도 하고 달래기도 해서 결국 아내는 마지못해 2017년 8월 19일 82.6킬로에서 다이어트를 시작했다. 이 글을 쓰고 있는 지금 아내는 125일 만에 15.8킬로를 감량해서 66.8킬로를 찍었다. 물론 키가 165센티이니 아직 갈 길이 좀 남았다. 미용체중으로 치면 54킬로까지는 가야한다.

아내가 변하기 시작했다. 그래서 내 마음이 너무 행복하다.

살이 빠지니 옷이 커져서 안 맞고, 옷을 사는 과정에서 너무 행복해한다. 아는 사람을 우연히 만나면 "성희 너, 살이 너무 많이 빠졌다!" 하며 관심을 받으니 소극적인 성격이 점점 적극적으로 변하고 있다. 보는 사람마다 아는 사람마다 관심을 주니 행복할 것이다. 나는 그 기분을 안다. 나도 다이어트를 해봤으니까.

내가 다이어트를 쉽게 했고, 또 성공을 했으니 아내도 시간이 문제일뿐이지 분명 성공한다는 확신을 한다. 또 내가 다이어트로 인해 새로운 인생을 살고 있으니 아내도 새로운 인생을 살 것이라는 생각에는 변함이 없다.

태어나서 우리 부부는 워터파크에 갈 일이 없을 것이라 생각했었다. 뚱뚱한 부부가 감히 갈 엄두도 안 났었다. 하지만 아내는 친구와 같이 이미 다녀왔고 커플로 레쉬가드도 샀다. 2017년 마지막 날 결국 우리 부부가 아산 스파비스에 다녀왔다.

인생이 바뀌는 데에는 긴 시간이 걸리지 않았다.

이제 아내가 스스로 물고기를 잡으려 할 것이다. 나는 옆에서 응원만 해주면 된다. 뚱뚱해서 우울증 오고 뚱뚱해서 성격이 소심해지기 전에 다이어트를 하면 된다.

살 빼는 일은 즐거운 일이지 괴로운 일이 아니다.

그동안 돈벌이 목적에 속아 어려운 다이어트를 해서 다이어트를 어렵다고 생각해서 그런 것이다. 다이어트는 정말 쉽고 재미가 없을 수가 없다. 매일 살이 빠진다면 늦잠을 자겠는가? 내 몸이 얼마나 빠졌는지 궁금해서 아침에 늦잠 못 잔다.

그 말은 즐겁고 행복하니까 그런 것이다. 힘든 다이어트는 눈 뜨면 사는 것이 괴롭다. 체중계 올라가기 가 무서워진다. 안 빠졌으면 어떻게 하지? 어제 간식을 조금 먹었는데 쪘으면 어떻게 하나? 맛도 없는 닭 가슴살 또 먹어야 하는데 먹기 싫다. 저녁에는 운동도 가야하고 친구들하고 약속도 있는데 어떻게 해? 눈 뜨자마자 괴로운 고민을 하게 되는데 어찌 다이어트가 즐겁겠는가? 없던 병도 생길 것 같다.

나는 레벨을 올리는 게임을 하지 않는다, MMORPG 게임은 하루라도 하지 않으면 경쟁에서 밀려나기 때문에, 어차피 못 따라갈 게임은 처음부터 안 하는 것이 맞다는 것이 내 생각이다. 매일 게임을 해서 레벨을 올리는 재미도 있지만 내 몸을 캐릭터라고 생각하고 내 가치를 올려보는 건 어떨까?

내가 체중이 빠진 만큼 분명 그 가치도 올라간다고 생각을 한다. 그 가치가 나는 더 재미있다고 생각한다.

살 빼는 일은 즐거운 일이다.

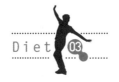

다른 인생으로 살아보자

단군신화에서 보면 곰과 범이 환웅에게 찾아가 사람이 되게 해달라고 부탁을 한다. 환웅은 햇볕이 들지 않은 동굴에서 신령한 쑥 한 심지와 마늘 스무 개를 먹고 100일을 기다리면 사람이 될 것이라 했다. 범은 지키지 못했고 곰은 21일 만에 사람이 되었다고 한다. 그의 아들이 단군이다.

이것은 물론 설화다. 실제 있었는지 없었는지 알고 싶지도 않다. 다만 곰도 사람으로 살고 싶었고, 그 간절함에 사람으로 살 수 있었을 것이다. 사람이 하루를 살더라도 꿈을 꿀 수 있어야 한다. 나는 그런 사람이 성공한 사람, 잘 사는 사람으로 보인다.

꿈도 없고, 뭘 해야 할지도 모르겠고, 그저 때 되면 밥 먹고, 때 되면 잠자고, 때 되면 일하고, 내가 그렇게 살아봤었다. 살아보니까 그 인생은 너무 재미가 없었다. 굳이 그렇게 살아볼 필요도 없고, 그렇게 살아서도 안 되는 일이다. 눈뜨면 세상이 즐겁고 눈 감으면 내일이 기다려지고 그런 삶이 잘 사는 삶, 행복한 삶이 아닐까?

나는 알콜 중독, 담배 중독, 탄수화물 중독자였다. 나쁜 건 어찌나 적응을 잘 하는지, 나도 그게 신기했다. 탄수화물 중독에서 벗어나니 세상이 달라 보이고, 새로운 세상이 나를 반겨주었다. 이제 알콜 중독과 담배 중독 중 어떤 걸 먼저 끊을까? 고민 할 때다. 내가 확신하건데 저 둘 중 또 하나를 성공한다면 세상은 또 바뀔 것이다. 뚱뚱한 만큼 저 녀석들도 나쁜 친구들이니까.

만약에 담배를 피우지 않고 술을 매일 먹지 않는 사람인데 뚱뚱하기만 하다면 그 분은 그래도 복 받으신 분이다. 나는 아직도 두 개를 더 고쳐야 하지만 그 분은 한 가지만 고치면 되는 것이다. 나는 세 개중에서 제일 쉬운 다이어트만 한 사람이고, 그 분은 제일 쉬운 다이어트만 남은 사람이다.

각자 어떤 인생을 살아갈 건지는 말 안 해도 알 것이다. 바로 본인의 마음이다. 내가 살아보니까 사람은 마음먹은 대로 살아졌다. 어떤 분들은 세상 마음먹은 대로 되는 것이 어디 있냐고 말하는데, 난는 마음먹은 대로 살았다. 나는 쓸 데 없는 놈이야! 하고 생각하니까 쓸 데 없이 살게 되었다. 나는 안 되는 놈이야! 하고 생각하니까 뭘 하든 안 되었다. 그냥 뚱뚱하게 살지 뭐, 하니까 진짜 뚱뚱해지고 있었다. 술을 어떻게 안 먹어, 생각하니까 지금도 매일 먹고 있다. 담배를 어떻게 끊어, 생각하니까 골초가 되었다.

부정적인 인식을 가지고 있는 사람 머릿속에서는 절대 긍정적인 생각이 나지 않는다. 내가 마음먹은 대로 세상이 그렇게 흘러갔다. 간혹 부자들은 본인이 잘 사는 것이라 생각을 한다. 나는 부자가 아니라서 그게 진짜인지 가짜인지 모르겠다.

부자들의 돈 욕심은 어디가 끝일까 묻고 싶다. 나는 배우 이순재를 존경하는 사람 중 한 사람이다. 이순재가 돈이 없어서 일을 할까? 이순재는 배우다. 배우란 직업을 사랑하기에 적지 않은 연세에도 행복해하며 일을 하는 것이다. 비록 나이는 많이 먹었지만, 젊은 배우들보다 열정이 많으면 많았지 결코 적다고 할 수 없다. 그렇다면 이순재는 부자일까? 잘 사는 사람일까? 나는 이순재처럼 잘 살고 싶은 사람이다.

사람에게는 꿈이 있고 그 꿈을 이루기 위해 반드시 고쳐야 할 부분이 있다. 그 부분을 인정하면 사람의 인생은 본인이 만들 수 있다. 지금의 인생이 마음에 든다면 굳이 다른 인생으로 살 필요가 없다. 하지만 지금의 인생이 불안하고 행복하지 않다면 행복한 인생으로 얼마든지 바꿀 수 있다.

그 원인이 적어도 뚱뚱해서 다이어트가 고민이라면 얼마든지 6개월 안에 바꿀 수 있다.

부정에서 긍정으로 돌아서는 용기만 있다면 적어도 다이어트로 인해 평생 고민할 필요가 없다. 뚱뚱한 걸 좋아해서 뚱뚱한 사람이 어디 있겠는가? 뚱뚱한 건 싫지만 부정적인 생각으로 뚱뚱해진 것뿐이다.

나는 다이어트를 하고 싶지만 빵을 못 끊어서 다이어트 못해.

나는 다이어트를 하고 싶지만 쌀을 많이 먹어서 못해.

나는 다이어트를 하고 싶지만 먹는 걸 너무 좋아해서 못해.

나는 다이어트를 하고 싶지만 야식을 좋아해서 못해.

이런 분들은 단언하건데 평생 뚱뚱하게 살 테니 더 이상 살찌지 않게 그냥 다이어트 하지 말고 평생을 마음 놓고 드시면 된다. 그러면 살이 덜 찐다.

용기를 한 번만 내면 다이어트 성공은 바로 눈앞에 온다. 내가 다이어트를 직접 해봤다. 105킬로 삶과 75킬로 삶은 180도 달라졌다.

나도 빵을 좋아한다. 쌀밥도 좋아하고 누구보다 잘 먹는다. 또 누구보다 맛있게 먹을 자신도 있다. 지금은 먹고 싶은 걸 다 먹으면서 살아간다. 음식 종류를 가리지 않고 다 먹는다.

다이어트 시작해서 먹어도 안 찌는 몸을 만들면 평생을 먹고 싶은 걸 먹고 살 수가 있는데, 잘못된 다이어트를 해서 평생을 덜 먹으면서도 뚱뚱하게 살아갈 것인가?

인생을 되돌아보고 잘못된 것이 있다면 고치면 된다. 부정적으로 살면 인생이 우울해질 수 있다. 아직도 삶의 끝을 보려면 수십 년 남았는데, 멋진 인생으로 건강하게 사는 것이 선택이 아니고 의무라고 생각한다.

어린 시절 몹시 불우했었고, 결혼 초에는 내내 죽어라 일만 했었다. 그러다가 아이가 다 성장했음에도 불구하고 우울증에 걸려 살았다. 세상을 부정하며 살았고, 세상을 원망하면서 이기적으로 살았던 내가 직접 다이어트를 했고, 지금 새 삶을 살고 있다. 부정에서 긍정으로 돌아선 후 다이어트 기간 244일 동안 진심으로 행복했었고, 사는 것이 즐거웠다. 다이어트 종료 후에는 아무거나 먹어도 살이 안 찌니 더 행복하고 건강해졌다.

뚱뚱한 인생으로 아프게 살면서 우울증에 걸리고 대인기피증이 생기는 인생으로 사는 것도 본인이 선택을 하는 것이고, 다이어트 딱 한

번 해서 긍정적인 마인드로 건강하게 웃으면서 살고, 자신감 가득찬 인생을 살지도 본인이 결정을 하는 것이다.

얼마 전 아내가 말했다.

"여보, 나 운전면허 딸까봐."

"잘 생각했어. 면허 따면 중고차 하나 사줄게."

보통사람에게는 별거 아닌 대화지만, 평생을 눈치만 보면서 수동적으로 살아온 아내 입에서 그런 말이 나올 땐 아내도 큰 용기를 낸 것이다.

나는 아내가 기죽어서 사는 것이 싫다 기죽지 말라고, 어떤 누구와 밥을 먹건 차를 마시건 아내가 계산하게 한다. 이웃끼리는 적당히 손해를 보면서 사는 것이 좋다고 생각한다.

고생한 아내의 삶도 바뀌어가고 있다. 아직은 다이어트 중이라 아내도 더 노력을 해야 한다. 분명 운동도 안 했고 어떠한 보조제 비슷한 것도 먹지 않았음에도 4개월 만에 16킬로 감량한 건 시간이 부족할 뿐이지 언제고 정상체중, 그것도 미용체중으로 갈 수 있다는 청신호다. 그 사이 아내는 점점 더 큰 자신감을 얻을 테고 그 자신감을 무기로 아내는 다른 인생을 살아갈 수 있다.

그동안 죽도록 고생만 해온 아내다. 아내도 평생을 웃으면서 건강하게 살아갈 수 있는 자격이 충분하다.

아내 스스로 물고기를 잡고 싶을 때가 곧 올 것이다.

인생은 내 스스로가 나를 만들어가는 과정이다.

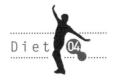

대한민국 다이어트 대표

100세 시대라고 하니 가끔은 지금의 나를 되돌아보곤 한다. 내가 지금의 직장에서 과연 언제까지 일을 할 수 있을까? 50세? 아마도 길어봐야 55세일 것이다. 사장의 아들이 나보다 나이가 열다섯 살 어린데 과연 그 친구가 사장이 되어 나를 안 불편해 할까? 불편해 하면 내가 그만 두는 것이 맞는 것이겠지? 그리고 무엇보다 그만두기 직전의 월급이 내 생애 최고의 연봉일 텐데... 그만둔 후에는 내 생의 최저 월급으로 생활을 해야 하는데... 하면서 별의별 생각을 해본다.

이게 그저 상상으로만 끝이 난다면 좋을 텐데, 과연 이게 생각으로만 끝날 일인가? 이건 엄연한 현실이다. 내가 아흔 살까지 산다고 가정을 하면 남은 35년은 대체 무얼 먹고 살아야 하나?

직업이 없이 산다는 건 내가 할 일이 없다는 뜻이 될 테고, 그럼 살아도 사는 게 아닐 것 같다는 생각에 한동안 잠 못 이루면서 우울증 아닌 우울증이 온 적이 있었다.

어릴 땐 경주마처럼 앞만 보고 달릴 수밖에 없어서 나를 되돌아 볼수가 없었지만, 요즘은 그나마 여유 라는 것이 내게 생기고 난 후 과거와 미래를 함께 생각하곤 한다.

나의 가치를 올릴 수 있는 일이 뭘까? 요즘은 그런 생각을 많이 하게 된다. 내가 잘할 수 있는 일과 내가 좋아하는 일을 동시에 찾기란 쉬운 일이 아니다.

행복해서 웃을 수 있다면 더없이 좋겠지만 웃다보면 분명히 행복할수 있을 것이라는 희망으로 살았다. 나보다 남을 더 배려하고 나보다 남을 더 사랑하고 살았다. 내 인생이야 어찌 돌아가든 남이 내 인생을 어떻게 봐줄까? 의식하며 살았다. 그 결과 나는 나에게 죄를 지으면서 살았다. 내가 무얼 먹고 무얼 하면서 사는 것보다는 가족이란 울타리를 먼저 생각하고 회사를 먼저 생각하면서 무의미하게 하루하루를 보내면서 시간만 흘러갔다는 걸 얼마 전에야 알게 되었다.

다이어트를 하면서 몸이 변하고 건강이 변하고 자존감이 크게 변했다. 무엇보다도 내가 나를 아끼는 것 같아서 행복했다. 나로 인하여 타인의 인생을 바꾸는 과정에서 아침에 눈을 떴을 때 카톡으로 '고맙습니다' 라는 문자를 보았을 때, 이 길이 내가 가야하는 길이라 생각했다. 대한민국에서 내가 가장 잘할 수 있는 일이 '다이어트' 라고 생각했다.

나 같은 사람도 다이어트를 했는데, 나 같은 사람도 어떤 사람에게 고맙다는 말을 들을 수 있는데... 하면서 점점 마음이 확신으로 변했고, 나는 다이어트에 관한 일을 할 수 있게 되었다.

다이어트 사업을 하면서 결심한 것이 몇 가지 있다. 그 중 하나는 '남의 살을 돈 받고 팔자' 는 것이다. 그 말은, 회원의 체중이 감량이 안 되거나 소폭으로 감량이 된다면 단돈 1원도 받지 말자는 나름의 원칙이자 철학이었다. 내 다이어트 방법이 어렵거나 배고프거나 본인의 의지로 다른 음식을 먹어서 나를 못 따라온다면 그것 또한 내 책임이니, 그 마저도 돈을 받지 말자는 생각이었다.

남의 몸을 가지고 장난을 쳐서도 안 되는 일이고, 남의 몸을 돈벌이의 수단으로 이용해서는 더더욱 안 된다고 생각했다.

내게 오는 회원들 중 다이어트를 처음으로 하는 사람은 단 한 명도 없다. 세상에 있는 다이어트란 다이어트를 다 해보고 오는 것 같다. 그분들과 상담을 해보면 너무나 안타까울 때가 있다. 이미 몸에 안 좋은 다이어트를 해서 수많은 비용과 상처를 받은 후였다.

사람들은 내게 묻곤 한다. 왜 아무것도 안 파는데 돈을 받느냐고. 그러면 나는 이야기한다. 회원님의 살을 제가 파는 것이라고 말한다. 무얼 팔아서라도 살이 빠진다면 나는 팔수 있다. 무얼 팔지 않고 집에 있는 식단만으로도 충분히 다이어트가 성공이 되고, 다이어트를 넘어 건강한 몸, 먹어도 살이 안 찌는 몸을 만들 수 있기 때문에 나는 나의 양심을 팔 수가 없었다.

내가 다이어트를 하면서 혀를 내둘렀던 이유 중 하나는 세상에 존재하는 다이어트 중 돈 쓰면서 하는 다이어트는 전부 사기라고 생각을 했다. 그것은 쓸 데 없는 짓이라고 생각했다.

허ㅇ라이프 중에 '허벌티'라는 가루가 있다. 두 종류를 섞으면 비용이 10만 원 정도 하는데 한 달에 두 번 정도는 먹어야 한다. 그 비용만 20만 원이다.

그 가루를 먹나 그냥 정수기 물을 먹나 효과는 같다. 이런 것처럼 사람의 몸을 이용해서 돈벌이로 생각하는 업체가 너무나 많이 있다. 홈쇼핑에 광고하는 다이어트 보조제는 효과를 보기가 너무나 어렵다. 혹시 효과를 본 사람이 있다면 그걸 안 먹었어도 다이어트 효과를 보았을 것이다.

이렇게 생각하는 분들도 있을 것이다.

"그럼, 당신은 왜 돈을 받나?" 라고 묻는 분이 계시다면 나는 이렇게 답변을 할 것이다. "8주에 69만원을 받는데 당신의 인생을 달라지게 해주는 대가" 라고.

이미 다른 다이어트에 실패를 해서 오신 분일 텐데 실패하는 과정에서 환불을 받은 곳이 있냐고도 묻고 싶다. 나는 체중이 감량이 안 되면 돈을 안 받는다.

그렇다고 해서 내가 몸을 상하게 만드는 것도 아니다. 건강하게 만들어 주면서 다이어트는 괴로운 일이 아니고 즐거운 일이라고 생각을 하게끔 해주는데 회원이 손해 볼 것은 없기 때문이다.

내가 직접 다이어트를 해봤고, 경험을 통해 그 과정이 즐거운 일이라는 것도 알았다. 성공 후에 우울했던 인생에서 사는 것이 즐거운 인생으로 바뀐다는 걸 너무나도 잘 알기에 내가 아닌 타인에게도 알리고 싶었다. 대한민국 국민 중에는 더 이상 적어도 다이어트로 인해 고통을 받는 사람이 없었으면 하는 마음이었다.

이것이 내 삶이고 내 소명이기 때문에 지금도 이 글을 쓰고 있다.

의지가 조금만 있다면 내가 관리하지 않더라도 본인 스스로 이 책한 권만으로 충분히 다이어트를 할 수 있다고 판단했다. 이 책을 내는 이유도 바로 거기에 있다.

우리는 더 이상 우리 몸을 돈벌이의 상술 때문에 피해를 받게 하면 안 된다.

가공식품 대신 자연식품을 먹는다면 우리의 몸은 반드시 좋아진다는 것을 모르는 분은 없다. 그처럼 알면서도 못 하는 분들을 위해 내가 다이어트는 즐거운 일이라는 걸 알리기 위함이 이 책을 쓰는 이유이다.

대한민국 다이어트 대표는 어떤 회사도 아니고 어떤 다이어트 방법도 아니다.

이미 비만인 분들은 전부 다이어트를 잘할 수 있다. 그럼에도 불구하고 본인 스스로 다이어트는 힘든 일이고, 다이어트는 괴로운 일이고, 다이어트는 남의 일이라 생각하면서 살았기 때문이다. 그렇게 생각하는 가장 큰 이유가 돈벌이 상술에 이미 속은 경험이 있기 때문이다.

다이어트에 실패를 하면 그것이 효과가 없다는 생각보다는 "내가 뭐, 그렇지. 내가 의지가 부족했다."는 등의 본인 책임으로 돌렸다. 그렇게 스스로 자책을 하면서 자존감을 깎는 동시에 다이어트는 어렵다고 확신 아닌 확신을 하기 때문이다.

인증샷? 요즘 시대는 그런 것을 좋아하는 시대이다. 수백, 수천 명이 다이어트를 시도해서 그 가운데 한두 명의 다이어트 성공 사례자를 앞세워 광고를 하는 것인데도 본인이 부족했다고 스스로를 자책하는 것이다.

대한민국 의사 중에는 뚱뚱한 분들도 있다. 그 분들 세상에 다이어트 약은 없다는걸 알기 때문에 뚱뚱하게 사는 것이다. 대한민국 한의사 중에도 마찬가지로 뚱뚱하신 분들이 있다. 세상에 그런 신비한 한약이 있다면 먼저 먹고 살 빼면 될 것을 왜 그렇게 뚱뚱하게 살까?

방송인 전현무가 과거 '남자의 자격'에서 식스팩을 만든 적이 있었다. 그런데 왜 지금은 왜 식스팩이 없어졌을까? 평생을 식스팩 만들 때처럼 살지 않으면 그 윤곽은 이내 없어진다. 운동은 당연히 계속해야 한다. 운동을 안 하면 건강에도 좋지 않다. 하지만 다이어트가 목적인 분들은 안 하는 것이 좋다.

이제부터라도 다이어트 돈 주고 하지 마시라. 전부 상술에 속아 넘어가는 것이다.

병의원, 한의원, 헬스장 간판에서 '다이어트'란 문구를 보면 정말 화가 난다.

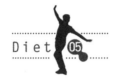

내가 다이어트 선생님이 된 이유

직장인들 중 대기업에 다니는 분들은 이런 말에 공감을 안 할 수도 있겠지만 작은 회사일수록 언제 그만두게 될지 걱정하는 분들이 많을 것이다.

'경비' 자리만 하더라고 경쟁이 매우 치열하다고 한다. 예전에는 경비를 나이가 많으신 분들이 하는 건 줄 알았는데, 요즘은 경비 분들의 나이도 젊어지고 있다.

천성적으로 일을 안 하면서 사는 사람이 얼마나 있을까? 보통은 일자리를 구하지 못해 실업자가 넘쳐가고 있는 실정이다. 세상은 점점 좋아지고 사람이 하는 일보다 기계가 하는 일이 늘어나고 있다.

과거 고속도로 진입로를 보더라고 톨게이트에서 일하는 분들이 가득 있었다. 그런데 요즘은 일하는 분이 몇 안 된다. 대부분 하이패스

차로를 통과하기 때문에 사람이 일할 자리가 줄어든 거다.

나도 나이가 마흔세 살쯤 먹다보니 이제는 노후대책을 세워야 할 때가 됐다. 마냥 넋 놓고 있다가 노후에 비참할 때가 올 수도 있으니까 지금부터 서서히 준비를 해야 한다. 예전에 아빠 세대에서는 40대라고 그러면 완전 아저씨였지만 지금은 아빠 세대하고는 차원이 틀리다.

과거에는 60세만 되면 할머니 할아버지로 여겼지만 요즘 60세 분에게 할머니, 할아버지라고 하기는 너무 젊다. 그 분들 스스로도 그렇게 생각을 안 한다. 과거에 비해 20세 정도가 더 건강하게, 그러면서도 오래 살 수 있는 시대가 됐다.

세상은 점점 좋아지고 돈만 있으면 행복하게 잘 살 수 있는 시대다. 하지만 노후를 생각하면 벌써부터 인생이 슬퍼진다.

그렇다면 현재는 행복할까?

요즘은 수저로 그 사람의 신분을 표현한다. 그에 따르면 사장 아들은 금수저일 것이다. 물론 일부는 은수저도 있을 테고 스텐레스 수저도 있을 테지만, 대부분의 사람들은 나처럼 흙수저일 것이다.

한 회사에서 15년을 일하는 사람이 있다고 가정해 보자.

15년 동안 일을 했으니 월급은 많을 테지만, 이게 과연 좋은 일일까? 이 사람은 많은 월급이 약점이 된다. 사장은 월급을 많이 준다고 생각을 하고 이 사람에게 막 대할 것이다. "지가 여기 나가면 이 월급 받을 것 같아?" 이런 마음으로 나가려면 나가라는 식으로 막 대한다.

아무것도 모르는 사장 아들이 회사에 입사를 한다. 들어오자마자 '이사'라는 직함을 달아준다. 15년 다니는 사람은 10년이 넘은 차를 몰고 다니는데, 사장 아들은 법인차로 외제차를 내준다. 월급도 사장 아들이 많다. 15년 다니는 사람은 아무리 일을 잘 해도 언제 잘릴지 몰라 불안해한다. 사장 아들은 아무 일도 안 해도 출근했다는 이유 하나만으로도 사장은 좋아한다. 사장 아들은 그런 사장에게 보고 배운 게 있어서 15년 된 사람을 무시한다. 사장하고 똑같은 생각을 하는 거다. 그만 두지 못하는 걸 이용하는 것이다.

이런 회사가 비단 여기에만 존재할까?

금수저와 흙수저의 차이를 어느 정도는 인정한다. 하지만 가치를 키우고 내 인생이 발전하는 길을 찾는다면 미래가 불안해지지도 않을 테고 현재의 삶은 더 행복할 것 같다.

회사에서는 아무리 일을 잘 해도 칭찬을 하지 않는다. 그러다가 조금만 실수를 하면 몇 시간씩 욕을 먹는다. 회사에서 월급을 받는 사람은 프로다. 프로에게는 '열심히'라는 단어는 존재하지 않는다. 프로는 그냥 무조건 잘 해야 하는 것이다.

블로그에 다이어트 일지를 적기 시작했다. 나는 원래 블로그를 열심히 하는 사람이 아니었다. 지금도 매일 포스팅을 하지는 않는다. 하지만 다이어트 할 때는 꾸준히 포스팅을 했었다. 오늘 아침부터 시작해서 잠들기 전까지 입으로 들어가는 모든 음식을 사진으로 남기고, 아침에 눈을 뜨면 공복체중을 잰 다음 사진으로 찍어서 블로그에 올렸다.

이런 과정이 244일이었다. 그러는 동안에 많은 이웃 분들이 용기도 주시고 칭찬도 해주시고 걱정도 많이 해주셨다. 다이어트 초반에는 저탄고지로 시작을 했다. 하지만 몸에 해롭다고 걱정해 주시는 분들이 있어서 신중히 생각을 하고 저탄고지를 뺀 그냥 다이어트만 하는 계기가 있었다. 내 생각에도 굳이 삼겹살을 버터에 굽기까지는 하지 않아도 될 것 같았다.

원체 고도비만이라 단기간에 다이어트를 할 수가 없었다. 살 처짐 방지도 해야 하고 하니 자연히 8개월이 넘게 블로글를 하게 되었다. 그러다 보니 자연히 쪽지도 많이 받게 되었다..

"있어님, 블로그 포스팅 보고 글 남깁니다. 별의별 다이어트를 해도 계속 실패를 하는데 건강이 여기저기 안 좋아요. 좀 도와주시면 안 될

까요?" 이런 종류의 쪽지를 받으면 보통은 답장을 했다. 물은 하루에 얼마만큼 드시고 1일차에는 무얼 드시고 해서 2주 정도의 과정을 알려 주었다. 그러던 와중에 친한 이웃이 있었는데 그 분은 카톡으로 매일 식단을 제시해 주면서 관심 있게 간섭을 했다.

날마다 사는 것이 즐겁다고 눈을 뜨면 고맙다고 인사를 하는 거였다. 그 분을 계기로 여러 사람을 카톡으로 매일 체크하고 정상체중까지 관리를 해주었다. 카톡으로 코치를 하며 대화가 오고가는 동안 어느 날부터 나에 대한 호칭이 '선생님' '샘' 이라고 정해졌다. 학생이 학교에서 공부를 배우는 것처럼, 내가 건강한 몸을 가르치는 건 맞으니 선생님이 맞기는 맞는 거라고 생각했다.

프로는 잘 해야 한다. 나는 다이어트를 잘 하는 사람이라는 생각이 들었다.

많은 사람들이 매일 사는 걸 즐거워했다. 다이어트를 하는데 고통스럽거나 힘들거나 배고프거나 하지 않고 즐거워한다. 체중 감량의 효과보다는 그 분들이 얻는 자신감으로 인해 당당한 삶을 사는 것에 주목했다. 그에 대해 보람을 더 느끼고 그 분들만큼 나 또한 보람을 느끼니 내가 더 행복한 삶을 살 수 있게 되었다.

내가 잘할 수 있어서 고맙다는 소리를 듣는 일이 있고, 우울했던 사람을 행복한 사람으로 바꿔 놓을 수 있는 일이 있다면 그 일을 포기하는 건 어리석은 일이라 생각을 했다. 의무적으로 일하고 의미 없이 시간만 때우다 월급만 받는 사람이 된다는 건, 회사 쪽에서도 또 본인 스스로도 둘 다 피해를 보는 일이다. 회사는 열정이 없는 사람을 고용한 셈이 되고, 나 스스로도 가치를 내려놓은 사람이 되는 것이다.

가치를 채우는 다이어트 일을 하면 회사일도 신나게 하게 된다.

체중 10킬로 감량하는 데는 채 100일이 걸리지 않는다. 주말이면 가족들과 외식을 나가서 평소 먹고 싶었던 음식을 먹을 수 있다. 배고픔에 굶주려 다이어트를 안 하니 일상생활에 지장을 주지도 않는다. 운동을 따로 할 필요가 없으니 그 시간에 자기계발을 할 수 있다.

음악을 하는 사람이거나, 개그를 하는 사람이거나, 강연을 하는 사람 모두가 이렇게 말을 한다. 단 한 명의 관객이 있더라도 나는 최선을 다 할 거라고 말이다.

나 역시 비만에서 정상체중으로 가려고 하는 사람이 단 한 명이라도 있다면 계속해서 최선을 다해 삶을 살아갈 것이다. 내가 다이어트를 해보았고, 비만인 사람을 정상체중으로 갈 수 있게도 해봤기 때문이다.

그들 모두가 성공을 했고 다이어트가 어렵다고 말하지도 않았다.

살을 빼고 싶다는 마음만 있으면 그 누구라도 다이어트에 실패하는 사람은 없을 것이다.

내가 다이어트 선생님이 된 이유는 세상의 불필요한 다이어트 방법으로 더 이상 고통 받는 사람이 없었으면 해서이다. 뚱뚱한 몸으로 인해 그 간의 삶이 우울했다면 최소한 다이어트로 인해 우울하지 않았으면 하는 것이 내 삶의 소명이기 때문이다.

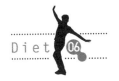

Diet 06

일상에 행복을 만나다

'나중에' '여유 있을 때' '시간이 나면' 이런 단어를 어떤 때에 사용하는지?

나는 이런 단어를 많이 사용하면서 살아온 것 같다. 아이가 놀아달라고 하면 나중에 놀아줄게, 아내가 외식을 하자고 하면 시간나면 먹자고, 내 옷을 하나 사 입고 싶어도 여유 있을 때 사지, 뭐 이런 식으로 그런 단어를 입에 달고 살아왔다.

그런데 어느 날 문득 이런 생각이 들었다. 과연 내가 지금까지 살면서 단 한 번이라도 여유가 있어 본적이 있나? 나중에는 정말 시간이 나긴 나는 걸까? 지금까지 그래왔던 것처럼 앞으로도 그런 날은 오지 않을 것 같았다.

쫓기듯 살아온 인생이 앞으로라고 안 쫓기면서 살까? 아마 내가 죽기 직전에 한 번쯤 여유가 있으면 있지, 건강할 때는 그런 일이 없을 것 같다는 생각을 하니 우울했다.

아침에 눈을 뜨면 눈뜬 거에 감사하고, 내가 물을 마실 수 있는 것에 감사하고, 걷지 않고 승용차를 타면서 출근할 수 있다는 것에 감사하고, 라면을 먹더라도 감사히 맛있게 먹고, 집에서 커피를 마시면서 아내와 이런저런 이야기 하는 것에 감사하고, 무엇보다 가족 모두가 건강함에 감사하다.

매일 아침 눈을 떠서 저녁에 눈을 감을 때까지 아무 생각 없이 살던 내가 다이어트를 한 후부터 바뀌었다. 평생을 돈 버는 기계처럼 일하다가 병들어 죽을 때까지 일만 할 줄 알았다. 안 좋은 쪽으로 상상을 하면 그 인생이 고달파지는 거였다.

얼마 전 강은영 작가님의 〈절망의 끝에서 웃으며 살아간다〉라는 책을 읽었다. 책 내용은 이랬다. 어린 시절 부유하게 자란 여자가 갑자기 집에 부도가 나면서 야반도주를 했다. 학교도 다니지 못하고 온갖 아르바이트와 직장생활을 하면서 가장 노릇을 했지만 아버지의 죽음과 엄마의 도박으로 신용불량자가 되었다.

현실을 도피하기 위해 결혼을 선택했지만 첫 아이의 임신과 출산으로 산후풍과 산후우울증에 시달리다 둘째를 임신하게 되었다. 연년생 두 아이를 키우면서 전투육아와 독박육아를 했다. 두 아이가 어린이집을 가면서 행복을 찾는가 싶었지만 둘째아이가 뇌전증이라는 진단을 받게 되면서 심한 우울증과 정신병으로 힘들어 했다.

그러던 중에 나처럼 글쓰기를 만나 글을 쓰면서 아픔을 치유하고 아이의 병을 있는 그대로 받아들였다.

아이가 아프다고 해서 꼭 불행한 것만은 아니라고 생각했다. 가족 중 아픈 사람이 있다면 웃을 일이 없을 것 같은데 작가는 아이가 아파도 행복하다고 했다. 아이가 옆에서 숨을 쉬고 존재하는 것만으로도 감사하다고 했다.

이 책을 읽는 내내 내 아내도 아이를 키우면서 많이 힘들었겠구나 하는 생각을 했고, 나만 힘들게 산 게 아니구나 라는 생각에 그동안 좌절하고 절망했던 시간들을 뒤돌아보게 됐다.

며칠 전에는 아내에게 그동안 아이를 키우느라 고생했다는 말을 해주었다.

나처럼 고도비만인 분들의 불행은 '나'로 인해서 시작이 되었다고 생각한다. 내가 스스로 먹었고 다이어트를 스스로 포기해서 몸은 점점 더 뚱뚱해졌을 것이다. 다음에 다이어트 해야지, 시간이 나면 다이어트 해야지, 여유가 생기면 다이어트 해야지 하면서 스스로 미루다가 결국은 기회를 놓쳤다.

행복은 누가 가져다주지 않는다. 행복은 내가 스스로 찾아내고 만들어가는 것이 맞다.

먹는 것을 좋아한다고, 약속이 많은 사람이라고, 여행을 가야한다고, 이런 쓸 데 없는 생각 때문에 다이어트를 포기할 것인가?

지금까지 살면서 다이어트로 인해 우울하지 않았거나 행복한 삶을 살아온 분들은 다이어트를 안 해도 된다. 행복한 삶을 살고 있는데 굳이 다이어트로 인한 고통을 감수하면서 살아갈 필요는 없을 것이다. 하지만 아프고 우울하고 지금의 삶이 행복하지 않다면 '지금 이 순간' 곧바로 다이어트를 시작해야 한다. 저 편 너머에 행복한 삶이 기다리고 있다.

나는 매일 글을 쓰고 매일 책을 읽고 매 순간순간 행복한 삶을 살고 있다. 정말 별거 아닌 다이어트로 인해 인생이 송두리째 180도 바뀐 삶을 살고 있다. 내 몸이 건강해지니 장애를 가진 분들의 불편함이 눈에 보이고, 정상체중이 되어보니 비만인 분들의 불편함이 눈에 보인다.

눈을 떠서 매순간이 감사하고 행복하지만 눈감을 때도 행복하다.

심한 코골이로 인해 자도 자도 피곤했던 과거와 달리 코골이도 거의 없어졌다. 잠시 잠을 자도 꿀잠을 자는 요즘이다.

내가 다이어트 플래너가 되어 정상체중으로 가는 회원을 보면 그
또한 행복이다. 먹으면 살찔까봐 걱정했던 강박에서 벗어나 이제는 스
스로가 먹어도 안 찐다는 생각을 하면서 살아가는 것이 너무나도 보기
좋아서 내가 더 행복하다.

아침에 눈떠서 저녁에 퇴근하고 잠드는 그 순간이 지옥이었다면,
지금은 1분 1초마저도 아쉬울 만큼 행복하게 살고 있는 요즘이다. 그
리고 또 하나의 꿈을 이룬 것에 매우 감사하다.

사람들은 누구나 한 번쯤 이런 말을 한다. "내가 살아온 이야기를
글로 쓰면 책 몇 권은 나온다."

나는 어릴 때부터 책을 내고 싶다는 로망이 있었다. 이런 로망은 나
한테만 있는 것인가?

다이어트를 하는 과정에서 내 다이어트 방법을 알리고 싶었다. 그
노하우를 책으로 내고 싶었다. 하지만 나는 책을 어떤 식으로 어떻게
내야 하는지 잘 몰랐다. 그냥 막연하게 책을 내고 싶다는 희망사항만
마음속에 넣고 있었다.

블로그에도 내가 진심을 담아 이야기를 하고 싶었으나 블로그 이웃
님들 중 다이어트 하는 분들이 많은데 그 분들과는 다이어트 방식이

틀리니 조심스러웠다. 돈을 지불하고 제품을 먹거나 음식에 대한 강박을 가지고 열심히 운동해서 살 빼는 사람들이 있는데, 그 분들에겐 상처가 될까 많이 조심스러웠다.

블로그를 하면서 제일 많이 들었던 이야기가 '그렇게 많이 먹는데 살이 빠져요?' 라는 질문이다. 반대로 말하면 그 분들은 '정말 안 먹는데도 안 빠진다' 이런 뜻이다.

블로그 이웃 중 '리꼬' 님이 '이은대 자이어트' 스쿨에 먼저 등록하고 "소소한 일상, 특별한 행복" 이라는 책을 냈다. 리꼬 님 소개로 이은대 자이어트 스쿨에 등록하고 이은대 작가님의 도움을 받아 이렇게 책을 낼 수가 있게 되었다.

이 글을 통해 '리꼬' 님에게 감사드린다. 그리고 부족한 나를 이끌어 주시고 애써주신 이은대 작가님께도 감사하다는 말씀을 전한다. 정말 감사한 일이다.

이은대 작가님은 대기업에 근무하던 분이다. 그 후 부모님 돈을 포함해서 지인들 돈까지 모조리 끌어다 사업을 했지만 홀랑 망했다. 그러면서 사기죄로 1년 6월의 실형을 살면서 교도소 안에서 글쓰기를 시작했다. 출소 후 책을 내는 과정을 배우고 싶었으나 너무 비싼 수업료로 인해 결국 포기를 하고 혼자서 책을 내게 된다. 그 당시 첫 출간한 책 제목이 〈내가 글을 쓰는 이유〉이다.

그리고 그는 결심했다. 단 한 명이라도 글을 쓰는 데 힘들지 않게 이끌어 주겠노라고.

다이어트에 대한 나의 신념 또한 이은대 작가님과 별반 다르지 않다. 다이어트 하는 것이 힘들지 않다는 걸 널리 알리면서 내 도움이 절실한 분들을 돕고자 한다. 모두들 꼭 다이어트에 성공하고 다시는 풍뚱하지 않은 몸을 만들면 된다.

행복한 일상은 멀리에 있지 않다. 다시는 비만으로 고통 받는 일이 없었으면 한다.

그리고 이 글을 읽어주신 분들도 모두 행복했으면 좋겠다.

감사합니다.

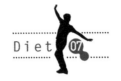

따라해 보세요

나는 개인적으로 다이어트 플랜을 하면서 8주에 69만원을 받고 그 다음 4주마다 19만원의 비용을 받는다. 물론 체중이 소폭 감량에 그치거나 빠지지 않으면 전액 환불을 한다.

나를 찾아오는 분들은 혼자 할 수 없어서 간섭을 받더라도 꼭 체중을 감량하려고 하는 사람들이다.

정상체중인 분들은 따라할 필요가 없다. 10킬로 이상 감량할 분들 중에서 2주 정도만 따라해 볼 의지가 있는 분이라면 충분히 따라 할 수 있다.

＊다이어트 전 준비물

1. 체중계

2. 스마트폰

이 두 가지만 있으면 누구나 다이어트를 할 수 있다.

＊강된장 만들기

1. 두부 짠 거+양파, 버섯, 호박 등 집에 있는 채소 준비(버섯은 아무거
나 다 된다)

2. 위의 재료들을 전부 잘게 다진다.

3. 올리브유를 넣고 다진 채소를 전부 볶는다.

4. 된장을 넣고 간을 한다.

5. 들깨가루와 들기름으로 마무리 한다.

＊기호에따라 청양고추, 고추가루 넣어도 상관없음

＊모든 조리는 식용유 대신 올리브유

＊참기름 대신 들기름

＊다이어트 하기

－평소에 다이어트를 하던 사람은 2주 동안 가려먹지도 말고 골라
먹지도 말고 평소에 먹고 싶었던 음식을 먹으면 된다(식탐을 없애는 훈련)

-다이어트를 안 했던 분들은 바로 따라하면 된다.

* 입에 들어가는 모든 음식은 사진을 찍는다.

(사진을 찍다보면 그냥 습관적으로 먹는 음식인지, 진짜 먹고 싶어서 먹는 건지, 한번 더 생각을 하게 된다)

* 물 마시기

-체중계를 고정하고, 무게가 최소한 덜 나가는 옷을 입고, 화장실 볼일 본 다음에 체중을 잰다.

-1시간 안에 물 500ml를 마신다. 그 후 2시간 간격으로 물 500ml를 먹는다.

-오후 6시 이후에는 물은 마시지 않는다.

(여기서 물은 맹물을 말합니다. 천천히 꾸준히 마시면 어렵지 않다.)

* 다이어트 1주차(여자, 70kg 기준)

7시 아침 : 사과 1개

9시 간식 : 계란 1개

11시 간식 : 계란 1개

12시 점심 : 두부 1조각+햄+버섯(구이)

3시 간식 : 계란 1개

5시 간식 : 계란 1개

7시 저녁 : 삼겹살(150g)+통마늘+채소 많이+버섯구이(삼겹살 기름에 구워서 먹으면 된다)

1주차에 이렇게 하면 배가 터질 것 같다는 생각이 들 것이다.

가급적 채소를 많이 먹으면 좋다. 삼겹살 먹을 때 강된장을 함께 곁들이면 채소까지도 먹을 만하다. 소금만 찍어먹어도 되고, 아니면 들기름 장에 찍어서 먹어도 된다.

삶은 계란도 소금에 찍어먹어도 상관없다.

＊다이어트 2주차

7시 아침 : 사과

11시 간식 : 계란 1개

12시 점심 : 단호박찜 (2분의 1을 쪄서 치즈와 우유 약간 넣고 렌지에 돌리면 된다.)

4시 간식 : 계란 1개

7시 저녁 : 삼겹살(1주차와 같음)

물의 양을 확실히 지켜주어야 효과가 크다.

물을 적게 먹으면 수분이 부족해서 가짜 배고픔이 나타날 수 있다.

평소 부기가 심한 사람도 2주가 지나면 부기가 사라집니다.

2주차에 어지럼을 느낄 수 있다. 탄수화물 중독으로 인한 일시적인 금단현상이다.

＊다이어트 3주차

7시 아침 : 사과

(간식은 방울토마토로 대체)

12시 점심 : **양배추찜+강된장+캔참치**(생선이 좋긴 하지만 귀찮을 수 있다.)

3시 간식 : **계란 1개**

5시 간식 : **계란 1개**

7시 저녁 : **삼겹살**(1, 2주차와 동일)

3주차에는 3시 또는 4시에 배부름 상태에 따라서 안 먹어도 무방하다.

75kg 기준으로 시작 체중이 아래 체중이면 주말에 한 끼는 먹고 싶은 걸 먹어도 된다.

＊다이어트 4주차

7시 아침 : 사과

12시 점심 : **미역국**(배부르게 건더기를 많이 먹는다. 국물도 전부 먹어도 무방함)

3시 간식 : **계란 1개**

5시 간식 : 단호박

7시 저녁 : 양배추쌈(생선이나 캔참치)+강된장

4주 정도만 잘 따라하면 최소 3kg에서 5kg까지는 감량이 가능하다.

중간 중간에 어지러울 수가 있다. 몸이 빠지는 과정이니 이겨내야 한다.

4주차를 마치면 약속이 있을 땐 한 끼 정도는 맛있게 먹어도 되지만 폭식을 해서는 안 된다. 먹었다는 것에 만족을 하는 것이지, 배 터지게 먹으라는 소리는 아니다.

4주만 해도 몸이 가볍고 속이 굉장히 편해지는 걸 느낄 수 있다.

5주부터는 냉장고에 남아도는 식재료를 활용해서 먹으면 된다.

가공식품을 4주 정도 끊으면 배고프지 않고 오랜 기간 다이어트를 할 수 있다.

"헛된 다이어트를 해서는 안되"

다이어트 종류가 너무 많아서 이곳에 전부 서술을 할 수는 없지만,
이 책 한 권을 읽고 단 한 명이라도 올바른 다이어트를 했으면 하는 심정으로
한 자 한 자 써내려 갈 수 있었다.
헛된 희망을 가져서는 안 되듯이 헛된 다이어트를 해서는 안 된다.

다이어트 전문가도 아니고 의사는 더더욱 아닌 내가 다이어트 관련 글을 쓸 생각을 하게 되었고, 한 권의 책이 되어 세상에 나왔다.

이 책이 얼마나 많이 팔리는가 하는 건 내게는 별로 중요하지 않다. 이 책으로 인해 단 한 명이라도 먹어도 살이 안 찌는 몸을 만들 수 있다면 나는 그것으로 만족한다.

직접적인 경험을 통해 다이어트에 성공했고, 또 다수의 사람들을 성공시켰다.

어떤 일도 마찬가지겠지만, 다이어트 역시 시작이 중요하다. 그리

고 인정하는 것도 중요하다.

　비만은 병이다.
　아직까지는 비만이어도 안 아플 수가 있지만 언젠가는 큰 병으로
돌아온다.
　그러니 미루지 말고 당장 시작을 해서 꼭 성공했으면 한다.

　세상일 중에서 가장 가치 있는 일은?
　본인을 사랑하는 것에서부터 시작된다. 비만인 사람의 가치 있는
행동은 본인 스스로를 아끼고 사랑해 주는 일이다. 건강한 몸을 만들
려면 다이어트를 해야 한다. 그것이 가장 완벽한 건강법이기 때문이
다.

　〈다이어트, 상식을 깨다〉를 책 제목으로 생각했다. 하지만 제목과
책의 내용은 다르다. 내가 전하고자 하는 메시지는 '다이어트는 상식'
이라고 말하고 싶었다.

다이어트를 직접 하는 과정에서 다이어트 상술에 놀아나는 사람이 너무나 많아서 당황하고 놀랐다. 길거리 대부분의 운동센터를 비롯해서 각종 병의원, 한의원, 다단계 제품들까지 넘쳐나고 있는 실정이다.

다이어트 종류가 너무 많아서 이곳에 전부 서술을 할 수는 없지만, 이 책 한 권을 읽고 단 한 명이라도 올바른 다이어트를 했으면 하는 심정으로 한 자 한 자 써내려 갈 수 있었다.

헛된 희망을 가져서는 안 되듯이 헛된 다이어트를 해서는 안 된다.

사람은 살면서 꿈을 가지게 된다.

어릴 땐 대통령, 과학자, 선생님, 비행기 조종사, 연예인 등...

하지만 결혼을 하고 나서도 어릴 때의 꿈을 간직한 사람은 별로 없다. 꿈을 실현하기가 불가능하다고 생각하기 때문이다.

나 역시 수많은 꿈 중에 '작가'의 꿈이 있었다.

돈을 많이 벌고 싶었다면 다른 꿈을 꾸었을 것이다. 작가의 꿈을 갖게 된 건 글을 쓰면서 마음이 편했고 내 삶을 이 나라 이 땅에서 보고 싶었기 때문이다.

마음 한구석에 항상 자리잡고 있었던 그 꿈을 펼칠 수 있게 도와주신 이은대 작가님께 다시 한번 감사하다는 마음을 전해드린다.

나 같은 놈도 지금은 행복하다. 평생 고생이란 고생을 다 하면서 세상을 원망하던 나 같은 놈도 지금은 과거의 나처럼 우울하게 살았던 사람이 행복하다고 말할 수 있게끔 도와주며 살고 있다.

나 같은 사람도 다이어트에 성공했고, 그 성공으로 인해 평생 해보지 못했던 걸 하면서 살고 있다. 내가 과거에 뚱뚱했었던 것에 오히려 감사를 하는 요즘이다.

만약 내가 뚱뚱하지 않았다면 다이어트를 해볼 기회가 없었을 테니 지금처럼 삶이 재미있진 않았을 것이 확실하다.

지금 고도비만 또는 비만에서 정상으로 가야한다.

그러면 또 다른 세상에서 멋진 인생, 즐겁고 행복한 인생을 살아갈 수 있다.

인생은 반드시 마음먹은 방향으로 흘러간다.

100세 시대를 예쁜 몸으로 아프지 않고 평생 건강히 살 수 있는 그림을 그리겠는가?

100세 시대를 둔한 몸으로 평생 골골대면서 걷는 것조차 힘든 그림을 그리겠는가?

"가공식품 대신 자연식품이 약이다."
가공식품은 다이어트 마친 후에 먹으면 된다.

세상의 주인공은 바로 당신이다.

이호재 작가의 두번째 책 "리틀부부 이야기"를 3월에 독자 여러분과 만나실 수 있습니다.

2018년 1월
글을 마칩니다.

저자 이호재